Psychological self-help and
self-training

治愈自己

心理自助与自我训练

朱宏颖◎著

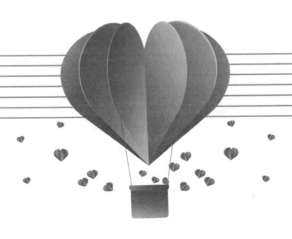

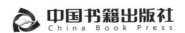
中国书籍出版社
China Book Press

图书在版编目 (CIP) 数据

治愈自己：心理自助与自我训练 / 朱宏颖著 . --
北京：中国书籍出版社，2021.7
ISBN 978-7-5068-8619-2

Ⅰ . ①治… Ⅱ . ①朱… Ⅲ . ①心理健康 – 健康教育
Ⅳ . ① R395.6

中国版本图书馆 CIP 数据核字 (2021) 第 159179 号

治愈自己：心理自助与自我训练

朱宏颖　著

责任编辑	张　娟　成晓春	
责任印制	孙马飞　马　芝	
封面设计	尚书堂	
出版发行	中国书籍出版社	
地　　址	北京市丰台区三路居路 97 号（邮编：100073）	
电　　话	（010）52257143（总编室）　　（010）52257140（发行部）	
电子邮箱	eo@chinabp.com.cn	
经　　销	全国新华书店	
印　　厂	三河市德贤弘印务有限公司	
开　　本	710 毫米 × 1000 毫米　1/16	
字　　数	181 千字	
印　　张	14.25	
版　　次	2022 年 5 月第 1 版	
印　　次	2022 年 5 月第 1 次印刷	
书　　号	ISBN 978-7-5068-8619-2	
定　　价	56.00 元	

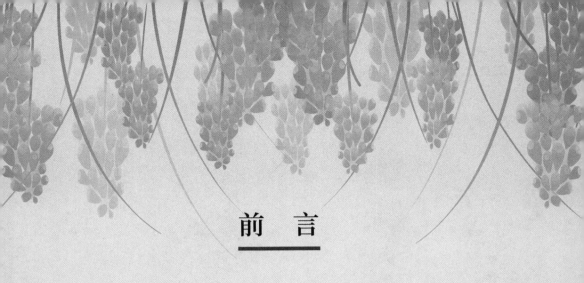

前　言

　　心理健康是个人全面健康的一个非常重要的方面，如果心里的负面情绪与困惑难以排解，背负着沉重的心理负担又怎能拥有健康快乐的生活呢？

　　现代社会，生活节奏快、竞争激烈，不同人群面临着不同的压力与困扰。只有学会心理自助与自我训练，及时疏解心中郁积，定期清理"心理垃圾"，才能拥有快乐与幸福。

　　本书关注个人心理健康，与心灵对话，提供丰富全面的心理自助知识与自我训练方法，鼓励你做自己的"心理医生"，治愈自己、呵护自己的幸福人生。

　　治愈自己，才能与自己和解，遇见更好的自己。

　　治愈自己，才能悦纳自己，亦能善待他人。

　　跟随本书，直面自己的内心，了解焦虑，学会缓解焦虑；认识抑郁，并摆脱抑郁；调节情绪，做情绪的主人；懂得克服自卑，发现自己的闪光点；尝试理解心中的恐惧并战胜它；学会直面挫折并跨越它。本书用最有效和实用的方法解答你心中的困惑，陪你渡过艰难时刻，让你积极主动地拥抱生

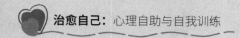

活，享受美好的人生，帮你扫除心中阴霾，助你向阳而生。

　　本书结构完整，内容丰富，语言深入浅出，字里行间充满温暖。同时，又特别设置了"心理自检""从心出发"两个板块，让你对心理自助与自我训练有更加生动、深刻的理解。

　　从治愈自己开始，愿你心中有爱，眼里有光，亦能温暖他人，享受更美好的人生。

作者

2021 年 3 月

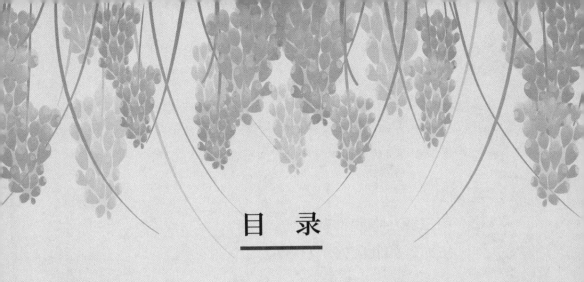

目　录

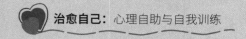

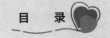

第六章　战胜恐惧，
迈出勇敢的第一步　/ 139

第七章　直面挫折，
在苦难中成长　/ 165

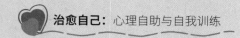

第八章　自我训练，治愈心理创伤之旅　/ 189

参考文献　/ 215

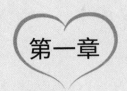

第一章

心理自助，
做自己的心理调节师

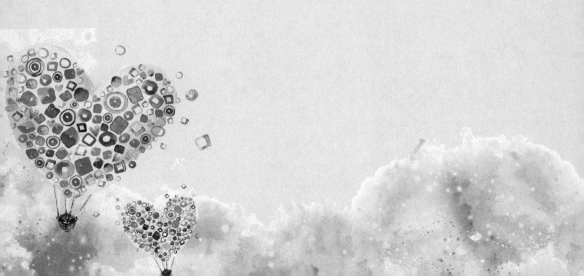

现代社会生活节奏快，每个人都承受着各种各样的压力，面临着各种各样的心理困扰。幸运的是，人具有自我觉察和自我疗愈的能力，他们通过自我心理调节，让自己发现生活中的"小确幸"与"人间值得"，从而使自己获得勇气始终积极面对生活。

　　积极的心理自助方法，可以帮助你清除心灵垃圾，抛开心理上的烦恼，更好地拥抱美好未来。

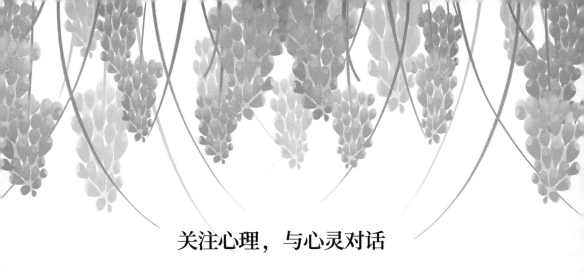

关注心理，与心灵对话

心理问题不容忽视

随着生活节奏的加快，人们面临的压力也越来越大，不同年龄、不同身份的人都有各种各样的烦恼和压力，如果这些烦恼和压力不断堆积而无法排解，那就可能引发各种心理问题。

心理问题与生理问题不同。

如果你的身体不舒服，你很容易就能察觉出来，身体的一些不适症状会提醒你及时到医院去就诊，而如果是心理出现问题，你甚至很难在第一时间发现它。

有些人即使觉得自己最近状态不好，一般也不会过多关注，反而认为那不是什么大不了的事情，于是一些心理问题就被忽略了。

很多时候，与生理问题相比，心理问题往往要更加严重，一些严重的心

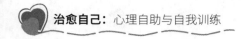

理问题会打乱你的生活节奏，给你的正常生活、学习或工作等造成困扰，还会严重影响你的身体健康。

因此，关注心理问题，呵护自己的心理健康，才能拥有健康的身体和正常有序的生活。

心理健康是有标准的

要衡量一个人的心理健康状态，你可以参照以下几个标准。

- 具有健康完整的人格。

- 有安全感。

- 不自闭，与人保持交往。

- 了解自己，遵从内心，遵守法律和道德准则。

- 人际关系良好，与人相处融洽。

- 目标契合实际，不盲目自大、不妄自菲薄。

- 有学习能力。善于发现他人和自己身上的优点，并向他人虚心学习，能为理想努力付出。

- 有一定的个性，个性健康。

- 能满足自己的基本需要。

- 能释放或控制情绪。能通过正确的方式方法排解压力与不良心理感受，有自控能力，不易冲动。

常见的心理问题有哪些

关注心理健康，了解常见心理问题，能让你提前预防并远离心理问题。心理问题有很多种，这里重点来了解以下几种。

◎ 过度紧张，坐立不安——焦虑

焦虑是由于人们对各种重要的或不重要的事情过度担心而产生的一种紧张、烦躁的情绪。

焦虑的人除了会紧张担心、坐立不安之外，可能还会出现心慌、流汗、手脚忍不住颤抖等症状。

当然，焦虑也分为正常性的与病理性的。如果焦虑情绪及表现持续时间过长，或者焦虑的程度明显比平时要严重，那么就要当心自己是否陷入了焦虑症的困扰。

◎ 情绪低落，思维迟缓——抑郁

当代人似乎已经对"抑郁"这个词见怪不怪了，抑郁症甚至已经被世界卫生组织列为最需要预防的疾病之一。

抑郁心理表现为情绪低落、思维迟缓。此外，抑郁的人还可能经常抱怨自己的生活或工作，觉得生活没有意义，不管身边的人说什么，总是无法高兴起来。

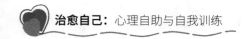
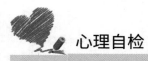 **心理自检**

典型的抑郁状态就是"无法高兴起来"。除了这个，深受抑郁困扰的人还会有以下表现：

● 经常性的失眠，即使很累也难以入睡。

● 变得少言寡语，或者容易烦躁。

● 很难集中注意力，思维迟缓。

● 即使什么都没做，也会觉得身体疲惫不堪，提不起精神。

● 情绪难以自制时甚至会做出一些伤害自己身体的极端行为。

◎ 丧失希望，心情灰暗——消极情绪

生活中，如果你听到有人总是在叹气："我怎么总是这么倒霉""肯定又没希望了""完了""糟了""没用了"……那你就要注意了，这些可都是悲观者惯用的口头禅。

塞翁失马，焉知非福。然而悲哀的是，悲观者只能看到不好的一面，没办法对事情抱有希望，正因为如此，他们的人生也往往如他们想象的那样，变得越来越灰暗。

所以，不如振作起来，通过努力让事情尽量往好的方向发展。

◎ 自我否定，自我贬低——自卑

自卑也是日常生活中人们经常会面临的心理问题，其典型表现是认为自己什么都做不好，什么都不如别人，一味地否定自己，看不到自己身上的优点。

如果觉得自卑没什么大不了的，不算什么心理问题，那你可就错了。

事实上，自卑是自己对自己的一种消极评价，一旦自己给自己贴上了"不行""没能力"等标签，那么即便你本身再优秀，也很快会被这种自卑感击垮，无法在自己擅长的领域有很大的成就。

每个人都是世界上独一无二的存在，不要妄自菲薄，勤劳付出并期待收获，今天的你一定会比昨天的你更优秀。

◎ 慌乱紧张，极度害怕——恐惧

实际上，恐惧是人类的一种本能，几乎每个人都有自己惧怕的事物，比如有的人怕黑，有的人怕狗，有的人害怕考试，还有的人害怕吃药等。

虽然恐惧是一种很正常的情绪，但你会发现，有些人的恐惧心理明显异于常人。他们在面对其他正常社交范围中的人时可能会感到莫名其妙的害怕，对一些不会给正常人造成太大恐惧情绪的事物会表现得极度害怕。

恐惧心理的具体表现为：慌乱、紧张，不知所措，同时还会伴有血压升高、心跳加速、面色苍白、身体颤抖等生理反应。

恐惧心理的产生多与受到强烈的刺激或不好的经历有关，而且安全感的持续缺乏会让恐惧心理加重。

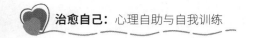

◎ 信心受挫，破罐子破摔——挫折

这世上，没有谁的人生是一帆风顺的，每个人都或多或少地会遇到挫折。面对挫折，不同的人有不同的反应和表现。

面对挫折，有的人积极乐观，迎难而上，而有的人在经历了几次挫折之后便丧失了面对挫折的勇气，开始破罐子破摔，毫无斗志，从而陷入挫折心理的困扰。

有挫折心理的人往往都经历过严重的心理打击，整个人在面对挫折时会迅速崩溃，从此一蹶不振，斗志全无。长此以往，他们便会很快陷入绝望，对生活失去信心。

人生不会总是一帆风顺，遇到挫折在所难免，要正视挫折，勇敢面对挫折，阳光总在风雨后，跨过挫折之后，你将还是那个充满阳光与斗志的你。

从心出发

放下肩上的包袱容易，放下心里的包袱就很难了。然而很多时候，觉得累了、事情进行不下去了、对生活失去希望了，都是因为背负着太沉重的心理包袱，人也因此会变得容易紧张、难过、悲观，容易出现各种心理问题。

是时候该让自己放下心理包袱了，你可以慢慢地、一点一点地进行，每天都给自己留下一些独处的时间，不定期清除心理垃圾，不再为不重要的人和事操心和烦恼，同时在空闲时发展一两项自己的兴趣爱好，多关注自己的内心需求，你一定会有意外的收获。

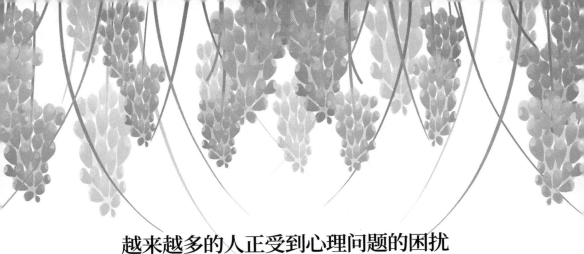

越来越多的人正受到心理问题的困扰

随着社会的日益发展，越来越多的人正在承受着来自方方面面的压力——学业的压力、家庭的压力、工作的压力、社交的压力……这些压力一点一点地压在每一个人身上，让人们觉得疲惫不堪、烦躁不安。

而这些心理问题上的困扰，如果不加重视，最后这些小问题就会变成影响健康的大问题。

要避免心理问题，首先就要了解引发人们心理问题的各种压力都来自何处。

🌾 少年们的压力与烦恼

2019 年热播的电视剧《小欢喜》相信很多人都看过，电视剧里三

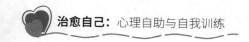

组家庭的生活各有各的不如意。其中，父母离异的英子的经历就很让人心疼。

英子是学霸，但在这光鲜的背后，英子也有鲜为人知的苦恼。

身为老师的母亲把英子照顾得无微不至，她把全部精力都放在了女儿的身上，无论是学习还是生活，英子都要按照母亲的要求做到母亲满意为止。在外人眼中，英子是听话懂事的学霸，但只有在夜深人静的时候，英子才会用手机录下自己的烦恼与压力。就是母亲这种让人窒息的爱把英子逼成了抑郁症。

相信现实生活中有很多父母都和英子的母亲一样，无论对孩子的生活还是学习都有很高的要求，长此以往，不愿辜负父母期望的孩子们就会感到压力重重。抑郁、自闭、狂躁，是当代学生最常见的心理问题，而在很多情况下，造成学生心理问题的原因大多是来自父母的压力。

作为父母，应该多关注孩子的心理健康，不要把自己的期望强加在孩子身上，毕竟，孩子能够快乐健康地成长才是最重要的。

成年人的世界里没有"容易"二字

无论是在一线城市打拼，还是在偏远小镇奋斗，成年人都是家里的顶梁柱，担任着养家糊口的重任，成年人所面临的压力更是纷繁复杂、数不胜数。

王先生是"北上广深"打拼大军中的一员，与同龄人相比，也算小有成就，有房有车、有儿有女，但生活的艰辛也只有他自己了解个中滋味。

王先生的住房地处上海郊区，所在小区是典型的"老破小"，工作单位离家较远，每天上班要往返50公里。上有老，下有小，生活的重担时常令王先生焦虑。这名38岁的父亲，从事的虽然是最热门的互联网行业，却也正处于事业发展的瓶颈期，他白天有自己的全职工作，晚上和周末还会兼职送外卖。

李女士是一位上班族，也是一位正在孕期的宝妈，大宝6岁，在上小学，二宝还未出生。李女士早上需要先开车送大宝去上学，再到公司上班，下班后要马不停蹄地赶到托管班去接大宝回家。由于平日里丈夫工作也很忙，有时周末也需要加班，因此有好几次，李女士都是独自一人带着大宝去医院产检，李女士每天忙得不可开交，身心疲惫，有时甚至不敢去想二宝出生后的生活会是怎样的景象。

像王先生和李女士这样背负生活重担的成年人有很多，这些王先生、李女生、孙先生、赵女士……他们不敢休息、不敢生病，每天都处于忙碌和紧张的状态。

成年人的世界里没有"容易"二字，每个人多多少少都有自己的压力，生活中也都有各种的不如意。

这些压力或许来自公司的领导、同事，或许来自家庭，或许来自父母，或许来自朋友，或许来自生存……一不小心，这些压力就会变成引发心理问题的关键因素。

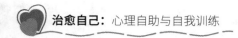

 心理自检

美国《赫芬顿邮报》曾经总结过10种会引发心理压力的不良生活习惯，如果你也有这些不良生活习惯，应及时改正。

● 沉迷于数字媒体

过度沉溺于数字媒体，会让自己产生孤独感，工作的时候也会产生倦怠感。

● 压抑情绪

压抑情绪会让负面的情绪压力内生化，消极的情绪无法得到释放，就会对身心健康造成负面的影响，久而久之，就会发展成严重的心理问题。

● 没有兴趣爱好

面对生活压力，有谁不想收入更多一些呢？因此很多人迫于生活压力或者为了追求金钱而放弃兴趣爱好。

心理学研究表明，过多的金钱和财富会引起压力效应。相信有很多人都认为金钱可以让人感到幸福，所以追求金钱成了很多人唯一的生活目标。但事实上，除了那些非常贫穷、食不果腹的人，金钱并不一定能换来幸福，反而会带来压力。

● 过度追求完美

现实中，有很多人是"完美主义者"，对自己、对他人要求严苛，凡事都强调细节。其实，无论是什么事都很难做到完美，普通人在生活中也没有必要追求完美，尽力便好。

● 凡事过度分析

适当的复盘反思可以把事情做得更好，但是过度地反复思考只会增加更多的焦虑情绪。

● 经常介入别人的压力

我们身边总有一些朋友会像"大家长"一样有操不完的心，他们总是事无巨细地考虑自己和周围的人的境遇，然后为自己遇到的问题担忧，也为身边的亲朋好友遇到的问题担忧。当承受的问题困扰太多时就会焦虑不已。

● 熬夜，有睡眠障碍

睡眠对人类来说至关重要，有很多心理或者身体疾病都是睡眠不足引起的。如果经常熬夜或对一些睡眠障碍不重视，久而久之，就会导致长期缺乏睡眠，从而引发更大的心理问题。

● 缺乏金钱安全感，过度关注自己的财务状况

很多人为了达到收支平衡而每天努力奋斗，忙于工作，无暇休息，这不仅会引发焦虑，还会影响到自身的认知能力。

● 购物成瘾

过多的物质欲望也会增加压力，物质至上是不可取的。

● 久不运动

研究表明，运动能够很好地缓解焦虑以及忧郁的情绪，经常不运动会给人心理带来挫败感。

随着生活节奏的加快，人们的压力也越来越多，学生有学业的压力，成

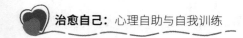

年人有养家、工作的压力……每个人都有自己不同的压力，这些压力或多或少都会影响心理健康。

如今，心理问题已经成为大众必须面对的重要问题。想要保持心理健康，你就要学会释放自己的压力，关注自己的心理健康，这样才能更加快乐地生活下去。

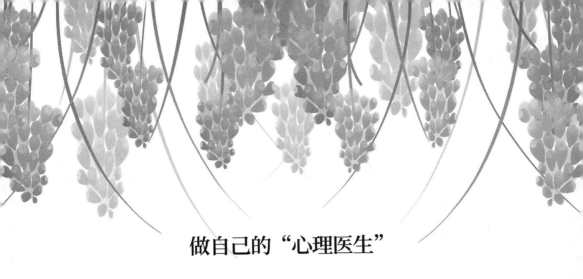

做自己的"心理医生"

生活中，难免会遇到各种各样的烦心事，来自各方的压力也会让人变得焦虑和不安，时间一久就会引发一系列的心理问题，进而影响精神健康。所以，要学会做自己的"心理医生"，学会调节自己的情绪，保持积极健康的心理状态。

认识自己，努力做最好的自己

古希腊著名哲学家苏格拉底经常会讲这样一句话——认识你自己。

只有认识自我，才能把握自我、实现自我。只有认识自己，才能正确认识和分析自己所遇到的问题，才能知道自己解决问题时应该采取的正确方法是什么。

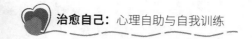

◎ 为什么要认识自我

只有清楚地认识自我，才能正确、客观地评价和认识自己的缺点以及优点，扬长避短。

只有清楚地认识自我，才能认识到自己行为和情感上的不足与缺陷，才能学会克服这些问题，成为更好的自己。

◎ 正确认识自我，未来才有希望

如果有人问你，当你遇到困惑和挫折时，是沉沦沮丧还是重新出发？你通常会选择说后者。但如果真正置身困惑和挫折中时，你的失落和糟糕的心情会不会占据上风，让你做出错误的决定和行为呢？

《Jingle Bells》是一首世界范围内被广泛传唱的歌曲，其创作者是詹姆斯·罗德·皮尔彭特。这首歌旋律优美、朗朗上口、沁人心脾，每当这首歌的旋律响起时，人们都不禁跟随哼唱，感受节日的美好。

你也许会想，皮尔彭特究竟是怎样一位生活幸福、内心温暖的人，才会创作出这样一首歌曲呢？真实上，皮尔彭特的一生并不顺利，几经挫折。

皮尔彭特是一位从耶鲁大学毕业的高材生，大学毕业后，他遵从祖父的意愿，成了一名教书育人的教师。但是，看似充满希望的生活却给了他当头一棒。皮尔彭特对学生宽容、慈爱、呵护，但这样一位有爱心的老师却因为不够严厉而受到了当时保守教育界的排挤，他的教师生涯很快就结束了。

皮尔彭特从失业中振作起来后就转行当了律师，准备为了维护社会公平正义而努力。但是，在大多数人都为有钱人服务的社会中，皮尔彭特依旧步履维艰，他会因为当事人的人品不好而推辞找上门的生意，会为穷人、为善良而遭遇不公的人不计报酬地奔波忙碌，最终，皮尔彭特再次受到排挤，又一次被迫离开。

皮尔彭特带着失望离开后，转身从商，成了一名纺织品推销商，但他不习惯残酷的商业竞争，谈判时总是让对手获利，自己吃了很多亏，最终再次以失败告终。

最后，他又成了一名牧师，结果又因反对奴隶制而受到打击报复，又一次被迫离开……

也有人说皮尔彭特的一生并没有如此坎坷，真实情况要好一些。但最重要的是，皮尔彭特能直面挫折，每当失望、沮丧、不得志等情绪和心理来侵扰他时，他总能很快认识到自己的"不合适"，去争取做一些其他尝试，不断调整自己并始终心怀美好。

皮尔彭特不仅能正确认识到自己与当时社会的"格格不入"，当他在某一个职位上感到无力抗争时就会选择转身、再出发。他渴望善良、正义，始终坚持治愈他人和治愈自己，也正因如此，皮尔彭特才能创作出老少皆爱的《Jingle Bells》。

《Jingle Bells》是皮尔彭特在一个圣诞节前夜为邻居的孩子们创作的圣诞礼物。这首歌里没有圣诞老人，只有风雪弥漫的冬夜，以及冬夜里雪橇上清脆的铃铛声和一路的欢声笑语，在寒冷的冬日为人们送去节日的温暖。

在人生这个漫长的旅途中，只有正确地认识自己，才能遵从内心，不在失意和焦虑中沉沦下去，不被心理问题困扰纠缠，才能始终向阳而生。

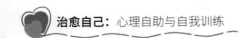

不因琐事而烦忧

美国著名人际关系教育奠基人戴尔·卡耐基认为：在现实生活中，大多数人都会为一些日常的琐事而感到烦恼。仔细想想，你是否也会时常因为一些小事而烦恼、焦虑呢？

人生短暂，如果每天都浪费一点时间去烦忧一些无关紧要、很快就会忘记的小事，慢慢地，浪费的时间就会越来越多，这实在不值得。

岁月易老，生命中的每一分每一秒都很宝贵，应该把时间花在有价值的事情上面，多关注生活中那些美好、令人难忘的事情。当你多花些时间去欣赏和感受这些美好的事物时，就没有时间和精力来为一些烦琐的小事而烦心了。

不要再为一些琐碎的小事而烦心。那样，你会有操不完的心和排解不完的焦虑。例如下雨打雷时，害怕被闪电击中；坐火车时，害怕火车会脱轨；走在路上，担心空中坠物、地面塌陷……如此，便是杞人忧天、自寻烦恼了。

就像杨柳要迎接风雨，水要接受各种容器一样，要学会在闲暇时抓紧做事，在忙碌时忙里偷闲，坦然接受一定会发生的事。请记住：永远不要为了被打翻的牛奶而哭泣。

与其沉沦，不如重振。

学会做自己的"心理医生"，学会与自己和解，将那些烦心的琐事、压力、不如意都当成心中的"刺"，当你感受到不愉快和压抑时，及时把这些"刺"拔掉，及时止损，及时治愈自己，这样才能拥有幸福、快乐的人生。

从心出发

　　古今中外，感慨人生的人数不胜数，有人曾经说过，我们应该把有限的生命和精力投入到值得做的、有意义的事情上面，而不是浪费在一些小事上面。

　　是啊，人生短暂，真的不该再为了一些琐事而虚度光阴，给自己徒增烦恼。

　　"开心也是一天，不开心也是一天"，不如多畅想事物美好的一面，用心耕耘心灵良田，及时帮自己剔除"田中杂草"，让自己的心中始终充满阳光、保持健康。

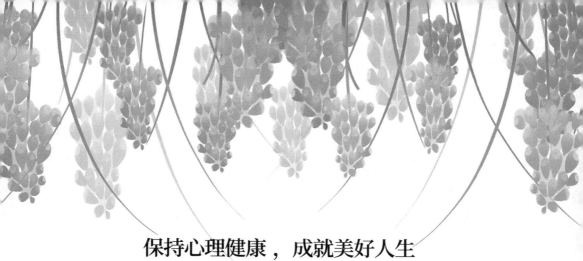

保持心理健康，成就美好人生

当今社会，工作强度大、学习压力大、家庭问题多，每个人或多或少都被不同的事情所困扰，因此，心理健康问题便备受关注。

学会调节自己的情绪，保持心理健康，这样才能够拥有更加美好的人生。

正确、及时释放"心理垃圾"

戴尔·卡耐基曾经提出，假如一个人在生活中的负能量高于正能量，久而久之，这个人就会濒临崩溃的边缘，最终土崩瓦解。在日常生活中，如果你习惯性地把任何事情都当作一种负担，那你的生活就会被压力、烦恼、焦虑所包围。

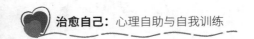

试想一下，如果你每天都背负着几十斤重的石头走路，那么，无论多么平坦的道路你都会感到身心疲惫，日复一日，你就会因为不堪重负而抗拒出门，抗拒上路。

生活也是如此，如果你每天都在心里藏着一件又一件的烦心事，让自己的身上背着各种各样的负担，那么，迟早有一天你将会被自己强加的种种负担和压力击倒。

有这么一句话被广泛流传："有什么事情是大吃一顿不能解决的呢！"尽管这是一句令人宽慰的话，但也说明发现快乐对排解不良情绪的重要性。

当你心中有郁结时，不妨去大自然中跑步、垂钓、踏青；去闻花香、去听鸟鸣；去听一首温暖的歌曲；去游览一条古香古色的小巷；去品尝心心念念的美食；去见一位故友……

生活中有如此美好的事情值得去做，有如此美好的万物值得去发现，与其在压力、挫折、悲伤中惴惴不安，不如"化悲痛为力量"，找一个正确的发泄方式，释放"心理垃圾"，还心灵一片宁静。

善待自己，与自己和解

学会善待自己，与自己和解，就要平复心绪、减轻负担，或者把那些沉重的负担当成一种习惯。用轻松、自在、淡然的心态去看待它们，你的心态就会变得越来越清澈透明，变得越来越淡然。

保持一种积极客观的心态，用正确的途径来释放负能量，化解压力你才能慢慢地学会享受当下的生活。

海伦·凯勒幼年失明，仍能心向光明，成为著名的作家、教育家、社会活动家；贝多芬青年失聪，仍倔强地与命运抗争，成为世界乐坛上的一位巨匠，被世人尊为"乐圣"。

有很多有成就的人都曾经历诸多艰辛，但他们能在艰辛的岁月里善待自己，与自己和解，如此才能再出发，去成就一番辉煌与美好。

保持心理健康，与自己和解，你才有更多的精力去营造自己更美好的人生。

这样做，轻松解压，迎接美好

用科学的方法摆脱心理压力，对每个人来说都至关重要。如果你也正在承受着某种心理压力，不妨试试下面的这些方法，来学着缓解压力。

◎ 万事一吐为快

如果此时的你正在被某件事或者某种压力所困扰，那么千万不要将其闷在心里，可以试着把你的烦恼和担忧说给自己信任的人听，有了信任之人的开导，你的心情会慢慢地平静下来，心中的烦扰也会渐渐消散。

◎ 暂时回避烦恼

如果遇到让你伤脑筋但一时无法排解的事，可以换一个环境，暂时远离令你头疼的人和事，等到头脑清醒、心态平和之后再回过头来解决问题，这样就会减少很多压力。

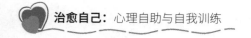
◎ 帮别人做一些小事

生活中，如果你沉浸在自己的困扰中无法自拔，不妨先将身边的事情放一放，从烦琐的事务中解放出来，去观察、关注身边的一些人，并给予他们一些你力所能及的帮助，这样你会有成就感，并能从他人感激的眼神、笑脸中获得温暖和力量。

◎ 参与娱乐活动

不要把工作当作是你生活的全部，"996"的工作方式只会日渐摧毁你的心态和健康，给你带来无穷尽的压力。生活中，应该给自己留出一些娱乐的时间，可以培养一种爱好，可以接触一下自然，可以徒步旅行，总之要寻个时间，暂时把工作忘掉，释放压力。

◎ 发挥想象，憧憬美好生活

想象力是一个人成功路上重要的助推器，每一个成功者在最开始的时候，都是抱着对生活无尽的憧憬和美好的想象而前行的，正是这些憧憬和想象，让这些成功者坚定不移、披荆斩棘地朝着自己的目标前行，永不退缩。所以，永远不要禁锢你的想象力，要勇于突破自己的心灵牢笼，朝着自己想象中的美好生活出发，时刻以乐观的心态提醒自己："我能够达成自己憧憬的目标。"这样，你的生活才会多姿多彩，你的心理才会积极健康。

◎ 积极地肯定自己

人们对待生活的态度无非就是两种——积极和消极，而这两种生活态度对你的影响也是截然不同的。如果你想让自己的生活充满阳光，那么，从现在开始，就积极地暗示自己："我很棒！"心理暗示的力量是很强大的，积极的心理暗示可以帮助一个人自动把成功的种子和创造性的思维根植在潜意识里，培养出自信的品质，而自信是通往成功之路的必备因素。相反地，消极的心理暗示也可以把消极的种子培植在潜意识里，让消极情绪时刻作祟，久而久之，心理必定会出现问题，精彩的人生也就不复存在了。

◎ 保持热情，让灵魂发光发热

热情是消极生活的一味良药。在生活中，无论做什么事，都要满怀热忱，这样你才会在完成这件事的过程中找到乐趣和意义，才能在生活里找到希望。皮肤有了皱纹，是因为岁月的无情；而灵魂如果长了皱纹，那一定是因为你对生活失去了热情。没有一颗热忱之心，你的灵魂以及内心怎么会发光发热呢？

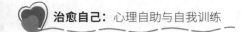

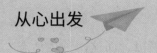

从心出发

　　人的一生中，常常会面临选择：是改变周围的环境适应自己，还是改变自己适应环境？

　　既然负能量是潜在的，同时又是无法忽视的，那么，为何不积极地调整自己的心态，改变自己对待负担和压力的方式，乐观地生活、学习、工作，把各种让自己崩溃的负能量转化成督促自己勇敢前行的正能量呢？

　　当然，如果你无法转变负能量，也要努力想办法为自己创造正能量，以此来抵消负能量，这样你才能真正地保持心理健康，才能正确地面对真实的自己、完善更好的自己。

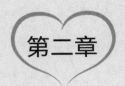

第二章

缓解焦虑，保持平和心态

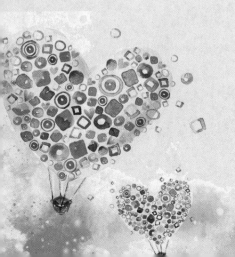

当今社会，每个人都要面对很多不同的压力，在"重压之下"，焦虑似乎成为现代人的常态。事实上，确实有很多人正在受到焦虑的困扰。

竞争、压力、情感、责任……这些都是引发焦虑的常见原因。但是焦虑也并不可怕，你要学会缓解焦虑，以平和、淡然的心态来对待生活，学会为自己科学减压。你会发现，生活不总是一地鸡毛，更多的是真情和美好。

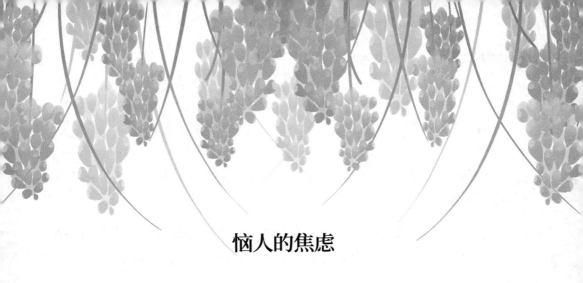

恼人的焦虑

在日常生活中，你是否也时常被各种各样的麻烦和困难所包围？这些麻烦困扰着你的身心健康，侵蚀着你的积极情绪，一不小心，就会让你深陷焦虑的沼泽。那让人烦扰的焦虑在生活中非常常见，好像总是摆脱不掉。其实，并非如此。

只要你找到引起自己焦虑的原因，学会科学看待生活中的问题，学会缓解焦虑，自然也就不会深受焦虑的困扰而无法自拔。

是什么让你如此焦虑

每个人的生活、学习、工作环境不同，性格、年龄阶段不同，面对的"烦心事"不同，引发焦虑的原因自然也不同。常见原因主要有以下几种。

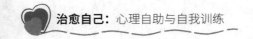

◎ 过度紧张

德国一位著名的哲学家曾经说过："最让人感到苦恼的情感是焦虑。"焦虑会让人感到痛苦。

通常情况下，焦虑并不是由实际发生的事情而引起的，焦虑其实是一种无谓的担心和紧张。如果我们想要摆脱这恼人的焦虑，就要学会让自己的身心平和。

开宠物店的小微，身兼多重角色，她是一位妻子，也是一位妈妈，每天除了经营宠物店，还要照顾丈夫和孩子。为此，她每天都忙得焦头烂额，但是她并没有让自己陷入没有意义的紧张当中，她很擅长调节自己的心情。

"我自己有很多兴趣爱好，我是一个对生活充满希望的人，一切美好的事物我都很喜欢。我只想过好眼前的生活，并不会对未来的事情感到担忧和焦虑，因为那是没有意义的，谁也不知道将来会发生什么。当我遇到困难，感到焦虑时，我就去做自己喜欢的事。"这便是小微巧妙应对焦虑的方法。

小微说："真正的幸福，不是要赚多少钱。很多东西也不一定非要用钱来换取。我自己也没有赚到很多钱，但是也没有花掉很多钱，我一样生活得很快乐。我有可爱的孩子，有体贴的丈夫，虽然家庭生活偶尔也有烦心事，但我懂得如何平衡家庭和工作，懂得如何调整心态，这就是我不会因为琐事而焦虑的秘诀。"

是啊，毕竟很多人都是平凡人，谁的生活不会遇到烦心事呢？古代先贤也会有失意与烦恼，但他们之所以会成为贤者，不正是因为他们不因失意而放弃，不因焦虑而崩溃，而是坚韧地与命运做斗争，顺时不心骄，逆时不气馊。或许，那一首首脍炙人口的诗歌、那一篇篇感人肺腑的文章，就是他们调节自己、对抗焦虑的最佳方式。

所以，只要你保持内心平静，无论环境怎样变幻莫测，你都可以坦然面对，想办法解决问题、化解焦虑，这样焦虑自然也会远离你。

◎ 原生家庭的影响

人们常说，在孩子的身上就可以看到父母的影子，这句话说明了原生家庭对孩子的影响。

有些父母和孩子相处得像朋友一样，凡事都会和孩子商量，会尊重孩子的选择和决定，在这样的家庭中长大的孩子通常阳光自信，积极向上。

有些父母的控制欲很强，凡事都要替孩子做决定，甚至强势地替孩子筹划好了未来，不允许孩子偏离他们规划的轨迹，在这样的家庭中长大的孩子通常都有些叛逆，甚至会有些偏执。

还有些父母对孩子的要求和期待极高，不允许孩子比别人落后，不允许孩子有一丝的松懈，在这样的家庭中长大的孩子，通常都有着不快乐的童年，长大后也多多少少会有些性格上的缺陷。

由此可见，原生家庭对孩子的影响是巨大的，原生家庭的不幸福或者童年的不幸也会让你在长大后变得容易焦虑。通常来说，以下两种情况比较常见。

第一种：父母过分挑剔，设置了极高的标准。

童年时期，如果父母对你的要求过于严格和苛刻，而且经常对你表达不满的情绪，在这种氛围下生活的你，也许会常常怀疑自己是否足够好，怀疑自己是否真的有价值。所以，为了赢得父母的满意和赞许，你就必须要不断地努力，达到父母的要求。慢慢地，你就会牺牲自己的情感或者兴

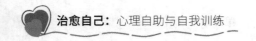

趣来讨好、取悦别人，久而久之，这种为了取悦别人而牺牲自己的做法就很可能会让你陷入深深的焦虑中。也因为焦虑的存在，会让你时常缺乏安全感。

第二种：父母限制你独自做决定。

如果在童年时父母经常会抑制你表达情感或者坚持己见的本能，比如任何事都要替你做决定，因为你的冲动行为而重重斥责或者惩罚，长大后，你也会对自己多加约束，变得十分克制，无法释放本能的冲动和情感。当这些冲动和情感被压抑得太久之后，它们就会在压力下突然爆发，从而导致焦虑甚至是恐慌。

你无法选择原生家庭，原生家庭带给你的影响和伤害也是你无法逃避的，你能做的就只有在自己有能力承受的时候选择接受。尽量去想一些童年时美好的事情，学会释放自己的情绪，慢慢地尝试改变自己，摆脱原生家庭伤痛，远离焦虑，为自己塑造一个美好的未来。

◎ 不得不面对的分离

人的一生中，有很多需要分离的时刻。毕业时与同学的分离，离家时与父母的分离，亲人离世时的分离等。

当你身边的人因为一些原因而突然离去时，你往往会产生诸多的不适，比如，难过时无人可以依赖和倾诉，有压力时也无人宽慰。在这种处境下的人，非常容易产生焦虑。

如果你是因为突然的分离而产生焦虑，那么不妨尝试去勇敢地敞开心扉，去结交新朋友，去倾诉、去交谈、去亲近大自然，让自己适应新变化、新环境。

◎ 难以适应的新角色

不同人生角色的转变也是造成焦虑的一个主要原因，比如新婚夫妇、新手父母、大学毕业从学生变成一个社会人等。其中，新手妈妈是最容易焦虑的一类人群。

阿洁是朋友眼中的职场女强人，平时工作认真，一丝不苟，对自己的要求也很严格。在怀孕之后，她每天都吃不好、睡不好，经常担心宝宝在肚子里是不是发育不良，孩子出生之后要怎么抚养，孩子长大之后要怎样教育。孕期焦虑深深地折磨着她。

本以为孩子出生之后会好很多，但阿洁没想到是，还有更多焦虑的事情在等着她。休产假期间，阿洁每天既担心宝宝太冷又担心宝宝太热，既担心宝宝吃不饱又担心他会挨饿，晚上还怕宝宝发生意外，从来不敢熟睡。

重返职场之后，阿洁的焦虑更加严重，工作时不自觉地就会想孩子是不是按时吃奶了，保姆照顾得是否得当，睡觉时有没有哭闹……

就这样，作为新手妈妈的阿洁，每天都在焦虑中度过，直到宝宝健康地长到一岁左右。有一天她在陪孩子玩的时候，看着孩子天真无邪的笑脸，她突然意识到，之前的那些担心与焦虑都是自己在杞人忧天。孩子没有自己想象得那么脆弱，他也在努力地适应这个世界，在家人的照顾下好好地成长。想开之后，阿洁一天比一天释怀，一天比一天轻松，慢慢地也能够更加自如地平衡家庭和工作了。

其实，很多新手妈妈都会遇到类似的问题，有些情况严重的新手妈妈甚至患上孕期或者产后抑郁症。

在新手妈妈这一人群中，有些人是因为一时无法接受这么巨大的身份转变，还有些人是因为还没有做好相应的准备。无论是哪种原因，这种新角色

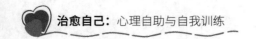

的转变让新手妈妈中的很多人无法适应，因此产生焦虑。

如果你也正在经历相同的焦虑，那么不妨试着多给自己一些私人空间，听听喜欢的音乐，看看喜欢的电影，去喜欢的地方走走，做一些自己想做的事情，在全身心投入的过程中，找回自己的价值与平和的心态。

焦虑其实有很多种类型

◎ 强迫性与强制性焦虑

强迫性与强制性焦虑通常会有以下表现：

第一，脑海中不断闪现重复性画面。不断出现的重复性画面会让人深受困扰，无法从这种扰乱自己生活的思想中走出来。

第二，循环性想法。当一个人的脑海中重复出现一个相同的想法（比如得到某人的认可）时，他就会觉得自己不得不做某件事，这会让他有压力，进而产生焦虑。

第三，持续性与系统性行为。在循环性的想法的指引下，你会不得不重复地实施自己的想法，会一遍又一遍地做某事。

第四，当上述重复的画面、循环的想法、持续的行为成为日常生活的主要事项时，就会消耗你大量的时间、精力、体力，这会让人越来越难以拥有正常的人际关系和平静的生活，很难有效地完成工作。

第五，对待错误也要坚持完美主义。这种完美主义会迫使当事人消除工作中的每一个瑕疵、每一个问题，哪怕这个问题根本无伤大雅。完美主义者在追求完美的过程中会苛求自己与他人，并会因为事情无法做到完美而焦虑。

◎ 创伤与身心焦虑

在过往的生活中，如果一个人遭遇过一些痛苦的经历，比如分离、没有达成目标、虐待、暴力等，那么这些创伤很可能会在心理上形成一种阴影，让人感到沮丧、身心焦虑。

造成创伤与身心焦虑的原因主要有以下两点：

第一，在成长过程中，曾经经历过十分痛苦的精神创伤或者身体上的创伤。

第二，在生活中经历过令人伤心、恐惧的事件，遭受过严重的精神或身体伤害，比如经历过战争、车祸、亲人被虐待等。

创伤与身心焦虑通常有以下症状表现：

第一，思维里充斥着恐惧、惊慌和急躁。

第二，感觉自己会受到伤害、威胁或被别人批评。

第三，觉得自己无力改变现状。

以上这些症状，如果有几个或多个都与你相符，那么你可能正在经受着不同类型的焦虑，这时候要正视这些问题，缓解自己的焦虑了！

◎ 慢性焦虑

焦虑症是一种心理疾病，需要去咨询专业的心理医生并及时接受心理治

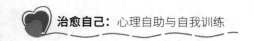

疗。本书所提到的焦虑更多地是指一种焦虑的心态而非焦虑症，如慢性焦虑（心态）。

慢性焦虑是一种长期存在的、不容易发现的焦虑，这种焦虑主要由于对自己长期所处的环境不适应而产生。

慢性焦虑通常有以下表现：

第一，时常对自己的家庭、工作、人际关系、亲子教育感到担忧与紧张。

第二，对生活中的所有事情都感到害怕，并为这些事情耗尽自己的精力和情感。

第三，从小就对生活感到紧张、焦虑、担忧，很难想起自己不担心、不焦虑的时候。

第四，容易发脾气、喜怒无常。

第五，时常沮丧，无法缓解。

如果你有上述症状中的一种或几种，那么你可能正在经受着慢性焦虑的不良体验，它很可能会破坏你所拥有的快乐生活，损害你的身心健康。

正视焦虑，不逃避

在心理学上，心理学家对焦虑的定义可以概括为：一种以持续紧张或者反复惶恐不安为主要症状的心理问题。

实际上，当一个人产生焦虑时，除了精神上的症状之外，还会出现一些身体应激症状，比如头晕、心悸、呼吸急促、胸闷、出汗等。

随着社会的进步和网络日益发达，越来越多的人开始正视和重视抑郁这种心理问题，但是人们对焦虑的重视还远远不够。究其原因，一方面，与身体疾病相比，焦虑并没有明显的生理症状表现，所以很多人都会选择拖延治疗，甚至不治疗；另一方面，当前有很多人仍狭隘地认为有心理问题是不正常的一种表现，觉得难以启齿，所以他们通常会选择自我封闭甚至逃避。

焦虑会影响你的正常生活和身体健康，严重的焦虑甚至会引发更严重的后果。

小雨从小就是"学霸"，一直以来都成绩优异、品格良好，她是父母眼中的骄傲，是老师眼中的优等生。大学快毕业时，小雨决定找一份与专业对口的好工作，可是因为她的专业对应的职位大都是热门职位，竞争激烈。连续两次面试失利后，她每天都精神紧绷，到深夜才能入睡，睡着之后也总是做梦，白天学习的时候也经常会感到心神不宁，而且还伴有心慌、疲劳、头晕等症状。后来，她去医院检查，才知道自己患上了轻度焦虑症。

刚开始，小雨并不明白焦虑症是什么，自认为就是压力太大了，所以让医生开了一些药就回到了学校。后来，她上网查询关于焦虑症的信息，这一查可把她吓坏了。看到焦虑症的后果这么严重，她首先想到的是自己的这种状态根本没办法完成毕业论文答辩和继续找工作、参加面试。父母了解了小雨的情况后，心急如焚，托人找了各种偏方和寻来一些"特效药"给小雨，此番折腾后，小雨的焦虑愈发严重了，甚至不能正常去上课，只得休学。

在这个案例中，小雨和家人把焦虑想成了"洪水猛兽"，并将治疗焦虑的希望完全寄托在药物上，完全忽略了自己对抗焦虑的潜力和能动性，没有主动去调整心态，结果自然也不尽如人意。

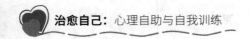

　　焦虑作为一种常见的心理问题，缓解它的最重要的方法恰恰就是自我调节，来激发自己的积极心态，充分地调动自己的潜力和能动性。

　　如果你也在饱受焦虑的折磨，那么，你要做的第一件事就是正视焦虑，正确认识焦虑，不逃避、不自闭，积极乐观地调整心态，争取彻底地摆脱焦虑情绪，重拾快乐生活。

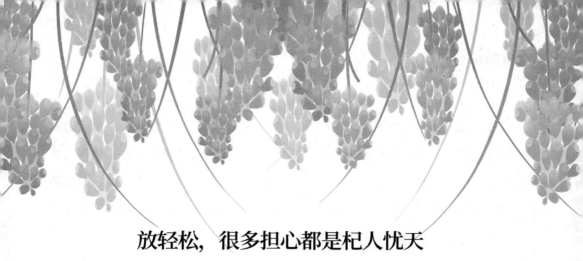

放轻松，很多担心都是杞人忧天

生活中，你是否也总是有意无意地担心各种各样的问题：万一我工作不好怎么办？万一我的孩子长大以后发展不好怎么办？万一同事不喜欢我怎么办？"万一"这两个字成了你的口头禅。然而，实际上，你有意无意担心的那些问题其实有 99% 都不会发生，很多时候，都是杞人忧天。

如果你确实为某件事情而担忧不止，那么不妨试着计算一下发生这件事的概率，然后再来问问自己：我担忧的这件事，真的会发生吗？

你担心的各种问题，99% 都不会发生

美国著名人际关系学大师卡耐基在跟别人分享的时候经常说：在小时候，自己幼小的心里经常充满着各种恐惧和担忧，在下雨打雷的夜晚，他担心自

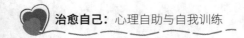

己被雷劈中；生活情况不好的时候，他担心没有饭吃；还经常担心自己去世后会被带到地狱；他担心在长大之后，没有女孩子会愿意嫁给他；他担心在结婚之后，不知道如何跟未来的太太交流……这些问题已经成了他日常生活的一部分，他无法摒弃这些担忧，即使在种地的时候，他也要花上好几个小时来思考、担心这些问题。

他的童年几乎都是这样度过的。但是，随着时间的流逝，卡耐基也在渐渐地长大，他慢慢发现，小时候整天担心的那些问题，百分之九十九都没有发生。后来，他知道了一个人被雷击中的概率只有三十五万分之一。

正在阅读这段文字的你，作为一个成年人，是否也有着各种各样的担忧呢？担忧周围的人不喜欢自己，担忧未来发展不好，担忧各种各样的不幸……但是，看完卡耐基的经历，你是不是也觉得杞人忧天的自己十分好笑呢？所以，好好地生活吧！别再为了那些几乎不可能发生的事情而担忧了，与其担忧，不如学会释怀。

请学着接受生活中那些无法避免的事情

漫漫人生路，你一定会遇到很多让自己不愉快的事情，它们以各种各样的形态出现在你的生活里，有时候甚至让你措手不及。

但是，在遇到这些烦心事的时候，你可以选择用不同的态度来对待它们，比如，把其当作不可避免的事情，来竭尽所能地适应它们。当然，你也可以选择把自己的生活变成担忧的主场，那么你势必会因此而付出相应的代价，比如失眠、焦虑、抑郁等。最后，等待你的只剩下崩溃和痛苦。

著名心理学家、哲学家威廉·詹姆斯曾经说过："对于那些必然发生的事情，你要勇敢地接受。接受发生的所有事实，是克服随之发生的任何不幸的前提。"

有人说，命运是一个琢磨不透、让人无奈的"怪物"，它会带给你快乐，也会带给你伤感；它会带给你顺心，也会带给你不幸；它会带给你出乎意料的惊喜，也会带给你令人崩溃的灾难。面对惊喜时，你一定会愉快地接受，但是面对灾难或者不幸，如果你不能坦然地面对，坚强地承受，那么这灾难与不幸就会占据你的心灵、侵蚀你的快乐，让你永远生活在它的阴影之下，无法获得幸福。

美国诗人沃尔特·惠特曼曾说："面对黑暗、风暴、饥饿和意外等种种挫折，你应该像树木一样顺其自然，迎接风雨。"

是啊！接受现实，坦然面对，是你走向乐观和顺境的第一步。只有学会在不顺、烦心的困境中发现万事存在的合理性，寻找遇事变通的可能性，你才能坚定自己的信念，坦然地迎接成功的到来。

凡事皆往好处想

你是否发现，身边总有这样一些人，虽然在你看来他们的生活、工作条件与境遇相当，但其中一些人会感到幸福美满、自得其乐，而另一些人似乎总是要面临各种"鸡毛蒜皮"，被不幸包围。

这究竟是为什么呢？

无论是分析身边的人和事，还是历史上的案例，那些生活幸福、过得开心、事业成功的人，大抵都有着一个相同的特质——积极的心态和意识，他们凡事都往好的方面想，无论遇到怎样的困难与不顺，他们都会以

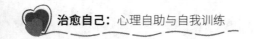

积极的心态来面对；而那些诸事不顺、过得不幸福的人，大多总是悲观和失望。

人的一生，困难和挫折都是在所难免的，你无法预知未来，但是你可以淡然面对生活中的各种不顺，要积极乐观，就一定能冲破阴霾，迎来彩虹和阳光。

现代心理学有这样一个理论——暗示随时随地存在于我们的生活中，每个人无时无刻不在接受暗示。如果你接受的暗示是积极的，那么在重复接收这个指令之后，积极的暗示就会引导你产生积极的心态。所以，无论遇到什么事情，都要积极乐观，要往好的结果想一想，这样就会激发你自己内心的潜能，努力地把事情往好的方面引导，渡过难关自然不在话下。

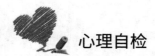

心理自检

如果你正在为忙碌的生活或者工作而焦虑，那么此时的你应该努力寻找能够将焦虑减半的方法。

想要将焦虑减半，你可以在遇到问题时问自己以下几个问题，快来尝试一下是否有效吧。

第一，困扰我的问题是什么？在问自己这个问题时，你会去反思和寻找自己所遇到的问题，找到让自己焦虑的源头。

第二，这个问题的成因是什么？想要找到解决方法，就要先找到问题的原因。寻找问题成因的过程，就是探寻解决方法的过程。

第三，能解决问题的方法有哪些？找到成因之后，解决方法自然呼之欲出。

第四，你自己更建议用哪种方法？换位思考，如果是你的朋友遇到了相同的问题，你会建议他用哪种方法解决问题呢？结合自身情况，你更倾向的那种方法，或许就是解决问题的最好方法。

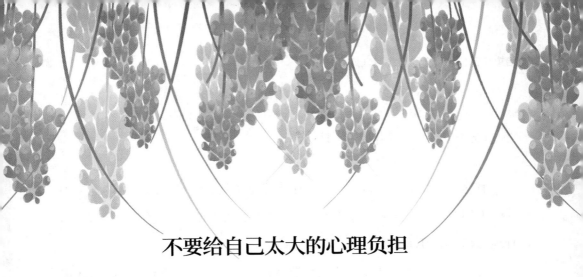

不要给自己太大的心理负担

　　漫漫人生路，你会享受喜悦，也会经受苦难，犹如月有阴晴圆缺，天有晴雨风雪，人生并不会一帆风顺。

　　人生的道路，有时平坦，有时坑洼，有时一路顺畅，有时泥泞不堪。当人生道路中出现坑洼和泥泞时，就难免会让你的心理产生巨大的负担。这时候如果你无法坦然地将心头的重负放下，那么你的人生旅途必将充满黑暗，最终将你折磨得身心俱疲。

　　所以，无论遇到什么风浪，无论经受什么挫折，只有宽待自己、淡然放下，你的人生之旅才会充满希望，阳光明媚。

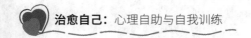 放下负担，才能收获快乐

有这样一个故事，古时，在一座寺庙里生活着一位德高望重的老禅师，深受人们的敬重。前来上香的香客络绎不绝，大家或是找他解惑答疑，或者拜他为师，学习禅法。

有一天，寺庙里来了十几个面带愁容的人，他们来找老禅师指点迷津，因为他们生活得都很痛苦，希望禅师帮助他们摆脱痛苦。

在听说了他们的困惑和痛苦之后，老禅师笑着让他们进到屋里，并让他们在纸上写下自己所仇恨的人的名字，再把纸条贴在铁饼上面，然后要求他们把所有贴名字的铁饼全都背起来。这些人不知道为什么要这样做，但还是照做了。

在这些拜访者中，仇恨少的人背了几块铁饼，而仇恨多的人则背起了十几块甚至几十块铁饼，而每一块铁饼都有十余斤重，这些人顿时寸步难行。

背了一会儿，大家就感到力不从心，央求着要把铁饼放下来休息一下。老禅师却说："你们背的岂止是铁饼，更是仇恨，仇恨越多就越痛苦。"

老禅师继续说："仇恨就像这些铁饼一样，日复一日地压在你们的身上，压得你们喘不过气，让你们感到痛苦。如果你们能够像放下铁饼一样放下心里的仇恨，你们就会如释重负，不再痛苦。这些铁饼你们只背了一会儿就不堪忍受，那么，如果要背一辈子，你们又怎么能受得了呢？"众人一听恍然大悟，纷纷决定放下心中的仇恨和负担，坦然地面对生活。

和这些来寺庙的拜访者一样，大多数人都会面临着一些负担、仇恨、悲伤、嫉妒……所有的这些就犹如一个个沉重的铁饼，会让人难以忍受，感到痛苦。

所以，为什么不试着放下呢？放下之后你就会发现，路不总是崎岖的，

天不总是阴霾的，生活也不总是痛苦的。你心里的种种负担，是一个个阻碍你快乐的拦路虎，放下负担，通往快乐的旅程才会畅通无阻。

不要让过去的不快成为现在的负担

每个人都有过去，而过去的经历也不一定全是快乐的。很多人都经历过痛苦和悲伤，只不过有的人可以完好无损地从悲伤中抽身，而有的人则留下累累伤痕，变得体无完肤。

英国著名大文豪莎士比亚说过："聪明的人绝不会独自坐在那里为自己的损失而哀叹，他们会竭力寻找方法来弥补自己的损失。"所以，昨天的那些不快与失败就让它成为过去式吧，如果你想获得成功与幸福，就要学会与昨天说再见，要勇敢地忘却过去，开始新的生活。

张女士原本有一个幸福美满的家庭，有沉稳顾家的丈夫，还有一个聪明懂事的儿子。但是就在她30岁的那年，命运跟她开了一个大大的玩笑。丈夫创业失败，从此一蹶不振，每天郁郁寡欢，甚至有些精神恍惚，一天在过马路的时候发生了车祸，不幸身亡。

生活的重击一次又一次地打在张女士的身上，尽管她已经心力交瘁，但是她仍然坚强地生活着，从不袒露自己的悲伤。直到有一天她突然感觉有些头疼，吃药打针都无济于事，所以就去看了心理医生。医生说，是她内心的悲伤压抑得太久了，并建议她大声地哭出来。张女士再也坚持不住了，在医生的办公室号啕大哭。当她把心里的痛苦和隐忍全部都发泄了出来后，整个人就变得轻松了许多。从此她也彻底放下了心理负担，没有再继续让不幸困扰自己的生活。

其实，生活中有很多像张女士这样的人，生活的不幸成了他们沉重而巨大的心理负担，他们虽然表面看上去无事，但内心早已濒临崩溃，带着这样的包袱，又怎么能走向未来呢?

所以，无论你过去遇到过怎样的不幸，千万不要让过去受过的伤害和痛苦成为今天的负担。难过时大哭一场，去陌生的城市旅游一次，到健身房锻炼锻炼，这些都是能够让你释怀过去的方法。其实，面对生活中的很多事情，选择忘记就是选择逃避，想要真正地释怀，勇敢面对才是最有效的。勇于释怀，敢于面对，你才能昂首阔步地走向未来。

从心出发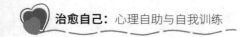

你是否听过这样一句话：一个人要有勇气去成为自己想要成为的人，这样自己内心蕴藏的那些正能量才会被充分地激发出来。所有的成功者都有一个共同的特质，那就是他们都能够积极地认识和评价自我，从而对自己产生信心。这样的自信彷佛有一种魔力，能够帮助他们在逆境中勇敢前行，顽强拼搏。所以，勇敢地去做自己吧！鼓起勇气，充满自信，积极地去开启新的人生吧！

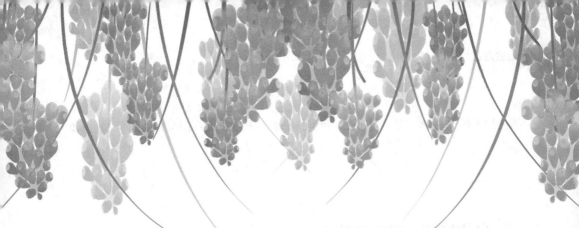

缓解焦虑训练：科学减压，教你摆脱焦虑

焦虑，不仅会侵蚀你的积极心态，还会让你倍感压力，无法轻松自在地生活。所以，用科学的方法适当地减压、缓解焦虑，我们才能够生活得更加愉悦。

被焦虑困扰的你，是时候学会自我调节了。只有有效地进行自我调节，我们才能摆脱焦虑，轻松地面对生活。

努力保持心平气和

中国有句古话叫作"欲速则不达"。除了紧张，暴躁是引发焦虑的另一种原因。所以，我们要尽量保持平和的心情，切忌心情烦躁，暴躁不安。

学习、工作之余，可以尝试听一些舒缓的音乐，经常到室外去走走，接触一下大自然，听听鸟语，闻闻花香……这些都有利于我们保持平和的心态。

自我调节，建立自信心

研究表明，容易焦虑的人通常都会对自己信心不足，感到自卑。在遇到问题和困难时，他们通常会低估自己的能力，抬高事情的难度，觉得自己无力解决，从而感到焦虑；而在解决问题时，一旦遇到困难和挫折，他们的焦虑情绪和自卑心理就会愈发明显。

所以，在生活中，一定要建立起信心！

想要建立自信，前提是要相信自己，相信自己的选择，相信自己的能力，相信自己的态度。

下面这些都是可以帮助你建立自信的方法，如果你在生活中也是个缺乏自信的人，不妨试一试。建立了自信，你就会发现生活中其实并没有那么多的焦虑。

◎ 设立自己可以完成的目标

无论做什么事，提前设立目标是一个很好的习惯，但是如果你每次都设立一个自己无法完成的目标，那么最后的结果只能是失败。

◎ 找到自己的优势

每个人都是独一无二的，每个人都有自己的优点和擅长做的事情，比如有的人天生就有一副好嗓子，有的人画画很好看，有的人满腹才华有当作家的潜力。

有些人虽然颜值不出众，但有深邃的思想。有些人虽然思维不够敏锐，但有坚强的毅力。有些人身体不够健壮，但充满了艺术天赋。即使有些人身体与心智不完全健全，但依旧可以创造出自己的价值与影响力，生活中，这种案例比比皆是。

无论你的优势是什么，用心去找到它，在擅长的基础上加以利用和开发，一定会取得令你满意的成绩，这样才能帮助你慢慢地建立自信。

◎ 不要停止学习

学无止境，永远都不要放弃求知的欲望以及学习的态度。你学到的知识，可以帮助你提升自信。无论是一种新的运动，还是一种你一直不敢尝试的技能，都可以满怀热情地去学习。学的越多，你知道的就越多；你知道的越多，就对自己越有信心。

信心是取得成功的必要前提，不要害怕失败，即使经受逆境，也要信心满满地去披荆斩棘，这样我们才会乘风破浪，收获成功，彼时，焦虑也就不复存在了。

挖掘引起焦虑的根本原因

研究表明，很多焦虑症患者都不是突然生病的，他们的患病过程通常是漫长而缓慢的。他们或许长期都被一些压抑的情绪所包围，或许经受过一些

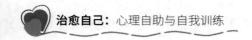

打击和痛苦，而这些心灵伤害又一直伴随着他们。有时患病者的焦虑症状很早就以其他的形式展现出来了，但是患者本人没有发现，或者发现了也没有引起重视，最后演变成严重的焦虑情绪。

所以，在生活中，你要时刻注意自己的焦虑情绪，一旦发现自己有类似的症状，就要及时调节心态，并从自身挖掘出引起焦虑情绪的原因，从根本上解决问题，把焦虑情绪充分地发泄出来，这样才能真正地摆脱焦虑。

生活困窘、工作困难、人际关系紧张等都是容易引发焦虑的原因，如果你正在饱受焦虑的折磨，不妨从这些方面来反思自己的生活，是否有这些困境，如果有，那这也许就是你产生焦虑情绪的根本原因。

🌿 适当转移注意力，淡化焦虑

生活中，相信有很多人都不知道该如何减少紧张的情绪。在同事面前做演讲时，即便演练过多次，还是会紧张，尤其领导在场时，常常会不知所措。

那么，如何才能淡化紧张的情绪呢？

请记住，只有你自己才能治愈你的紧张和恐惧。没有什么方法比"忘我"更有效。当你感到不安、紧张、胆怯和害羞时，就要立刻把注意力投入到其他事情上，充分地忘记自我，因为大脑无法同时思考两件不同的事情。

所以，如果你感到紧张或感受到压力时，不妨尝试转移自己的注意力，这样才能快速地忘记自我，缓解紧张和焦虑的情绪。

除此之外，老师和学生说话时、领导和下属说话时、父母和子女说话时，他们通常都不会感到紧张，那是因为他们在心里有一种优越感，把自己当成了主导者。所以，把自己当成主导者，也能有效地缓解紧张。

科学减压，缓解焦虑

人生在世，总会因遇到各种问题而焦虑，本科毕业生有就业或者考研的焦虑；打工人有升职或者跳槽的焦虑；未婚男女有结婚或者金钱的焦虑；已婚者有赡养老人或者抚养孩子的焦虑……

下面的这些小技巧可以帮助你有效地缓解焦虑，更加自在地生活。

◎ 进行有氧运动，有效缓解焦虑

如果你深陷焦虑，可以尝试进行一些有氧运动，比如慢跑、骑自行车、快走、游泳等，这些运动都能够消耗大量的氧气，加速心跳，有效地促进血液循环，从而改善身体对氧气的运用。在加大氧气利用的过程中，让焦虑的情绪随着呼出的二氧化碳一起排出体外，使你精力充沛、精神振奋。

如果你精力充沛，可以选择游泳、跑步这种耗氧量比较大的运动；如果你的体力没那么好，则可以选择慢骑自行车、快走这类相对舒缓一点的运动；如果你喜欢大自然，也可以去爬爬山，在户外与自然接触，更能够帮你平复心情。

克服焦虑还有很多小技巧和方法，掌握这些技巧和方法，就能够随时随地缓解焦虑。

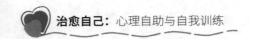

呼吸调节法是消除杂念和干扰的有效方法。当你感到十分紧张时，就可以用深呼吸的方法来舒缓焦虑。

此外适当作均衡运动，活动自己的关节和肌肉也可以暂时缓解焦虑。均衡运动是有意识地让身体的一部分有规律地收缩和放松。比如，握紧和放开拳头、压腿等，这些运动都可以帮助我们缓解肌肉紧张，从而放松心情。

◎ 多听舒缓音乐，改变焦虑心情

音乐能够抚慰人心，使人产生共情共鸣。焦虑时，多听一听舒缓的音乐，能够帮助你改变心境，改变焦虑的心情。

如果你是因为不幸或者伤心事而感到焦虑，那么伤感一些的音乐更加能够与你产生共鸣。跟随着音乐的节奏，全身心地投入其中，可以让你放声大哭，释放压抑以及焦虑的情绪。如果你是因为紧张或者烦躁而焦虑，那么舒缓平静的音乐更加适合你，柔和的节奏能够帮助你有效地平静下来。

关于参与运动和聆听音乐带来的心理改善，后文还会提及，这里不再赘述。

摆脱焦虑，重塑未来

焦虑会带走你的快乐、扰乱你的生活、干扰你的心绪、影响你的健康，所以，拥有美好生活与健康身体的前提是要有良好的情绪和心理状态。如果你已经深陷焦虑，那么只有摆脱它，你才能乐观地面对生活，创造属于自己的未来。而摆脱焦虑，你需要掌握一定的方法。

◎ 积极主动地寻找快乐

快乐是说简单也简单、说困难也困难的一件事。人生在世，最重要的就是身体健康、生活快乐，金钱、名利、荣誉都只不过身外之物，轻如浮云，所以大可不必为了这些让自己陷入焦虑之中。你要在生活中学会主动寻找快乐，积极创造快乐。

◎ 积极尝试新鲜事物

乔布斯说："Stay hungry, stay foolish."你可以把这句话理解为"知若饥，虚心若愚"，也可以理解为"坚持追求，勇于尝试"。总之，请你永远都不要停止尝试新鲜事物，因为在你尝试新的活动、接受新的挑战时，你就会发现生活中那些令人意想不到的惊喜与快乐，而焦虑也就会离你远去。

◎ 换一份工作

如果你是因为工作而焦虑，那么换一份更适合自己的工作不失为一个很好的方法。新的工作环境、新的工作内容、新的同事和领导，都会带给你新的体验和感受。逃离让你焦虑的工作，慢慢找回快乐的自己。

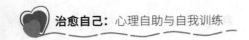

◎ 放慢生活的节奏

也许你是生活在"北上广深"这样大都市中的一员，每天忙于工作，勤于追求梦想、达成目标，像时钟一样转了一圈又一圈，从不停歇。这样的你偶尔停下脚步，是不是会觉得有点浪费时间、浑身不自在呢？实际上，很多人是因为太过于害怕空虚和孤独，才把每一分每一秒都堆满琐事，从不让自己闲下来。其实，偶尔停下来发发呆，放慢生活的节奏，让自己有足够多的空闲时间，才是让自己摆脱焦虑情绪的良方。只有慢下来，紧绷的心才会放松下来。

◎ 善于自我满足

一般来说，善于自我满足的人都有这样一个特质——不过分在乎别人的看法与批评。人生贵在满足，因为你永远都有达不到的目标，永远都有实现不了的梦想。生活中，你也不可能让所有人喜欢、认可你。所以，不要过于在乎别人的看法，不要设定过多的目标，不要对金钱和物质有过高的追求，善于满足，才能摆脱焦虑。

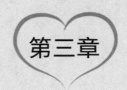

第三章

摆脱抑郁，
生命是如此美好

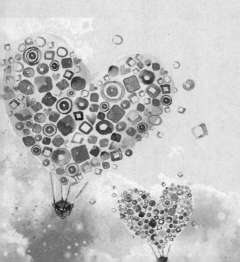

日常生活、学习或工作中，有很多困难和问题都需要独自面对、承受、解决。也正因如此，当前很多人正在承受着抑郁带来的痛苦，像大海里的一叶扁舟，孤独、无助。

　　面对可能出现的抑郁心理，不必害怕，要勇敢，要让自己的内心变得强大，并学会巧妙化解可能导致抑郁的心理危机，这样才能摆脱可能出现的抑郁心理，远离抑郁。抑郁自愈是必要的，如果情况严重可以寻求专业医生的帮助，要相信风雨过后终会见彩虹，美好终将来临。

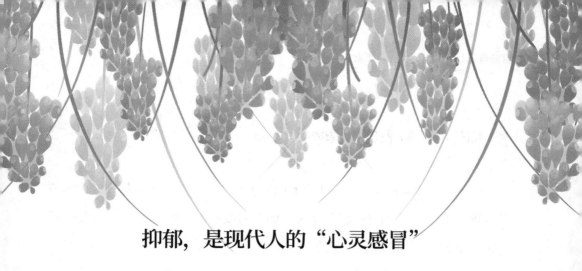

抑郁，是现代人的"心灵感冒"

　　现实生活中，很多人选择对"抑郁"敬而远之，或是闭口不谈，或是戴着有色眼镜，在这些人眼中，抑郁是可怕的，但其实，抑郁与紧张和焦虑一样，也是一种常见的心理问题，它就如一个情绪牢笼，把人们牢牢困在痛苦的阴霾中，让人不能发现生活的美好。

　　事实上，抑郁（本书中的抑郁特指一种趋向抑郁的心理和轻度抑郁，而非心理疾病中的抑郁症）就像是现代人的一场"心灵感冒"，你可以尝试通过心理自助和自我训练来摆脱它，以免其损害你的身心健康，影响你正常的生活、工作和学习。

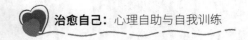

抑郁的一些表现形式

有一项统计数据显示，近年来，随着人们生活水平的不断提高，生活节奏不断加快，"感觉自己生活很幸福"的人的数量在下降，"感觉自己每天很烦恼、抑郁"的人的数量在上升。

当前，抑郁似乎已经成了困扰人们的一种常见心理问题，尤其是身处较大竞争压力或遭受意外心理创伤的人，对抗抑郁已经成了一件刻不容缓的事情。

通常，抑郁的人会有明显的心理和情绪变化。

- 持续性的情绪低落。

- 思维逐渐迟缓。

- 运动产生抑制。

- 食欲不振。

- 失眠。

抑郁会严重地影响和困扰人们的日常生活，给个人身心及其家庭都带来沉重的负担和打击，严重的情况还会导致抑郁症，使人失去快乐和健康。

当抑郁来袭时，你会感觉生活毫无希望、没有快乐，难以安睡、食欲不振，而当身心疲惫时，整个人的精神状态也会变得糟糕，看上去毫无活力。

曾经有一位饱受抑郁困扰的人说过："现在的我，感觉自己就像是一个了无生气、没有内在的空壳。"抑郁的痛苦，只有经历过的人才知道，希望世界上的每个人都不会经受这种痛苦。

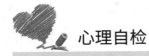

心理自检

在生活中，你可能多多少少都曾经经历过轻微的身心抑郁或者愤怒，但是现在你的身体和大脑是否依旧处于充满抑郁或愤怒的情绪环境中呢？

对照以下这些选项的具体描述，可以帮助你快速进行自我心理检测，帮助你提早发现抑郁是否正"潜藏在身边"。

- 时常感到心情沮丧、难过。

- 时常感到疲惫不堪。

- 对生活中的任何事都毫不关心，经常感到悲伤、孤独、痛苦、焦虑、不安、紧张、不满或者挫败。

- 失去爱人以后，久久难以释怀。

- 觉得自己在乎的人不理解自己。

- 在工作中，付出的努力没有收获回报，这时你可能就会感到痛苦。

- 认为自己经常受到不公平的对待。

- 认为未来没有希望。

- 感到自己毫无价值。

- 以前很感兴趣的事情也突然失去兴趣，对任何事都提不起兴趣。

- 即使身体没有任何毛病，也能感到无法解释的疼痛。

- 体重急剧增加或者急剧下降。

- 时常感到有一种无力感。

- 夜里无法入睡、时常失眠，或者过度嗜睡。

充分了解抑郁的表现形式，可以帮助你有效地预防抑郁。

亲爱的朋友，如果你在生活中有几种或多种以上这些表现，那么你的心灵很有可能已经患上了"感冒"，一定要及时治疗，主动治疗。

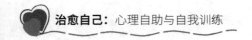 情绪多米诺效应

抑郁会通过化学多米诺效应演变为身体上的医学问题。

当抑郁侵袭时，肾上腺素会释放压力荷尔蒙以及皮质醇，这两种物质会让你烦躁、悲伤、食欲大增。

当你长期难以摆脱烦躁、悲伤等负面情绪时，最初淡淡的悲伤就会逐渐演变成长期的抑郁，然后引发一系列的连锁反应，你会有各种身体不适。

身体不适会进一步让你虚弱、疲惫，以及疼痛，所以你就会感到乏力、虚弱、没有精神，甚至会发烧、过敏。

防止抑郁情绪演变成严重的抑郁症

赵杰创业失败后，一时间难过得无法平复心情。这两年，他付出了太多的努力与艰辛，每天天不亮就查找资料，白天拜访客户、拉投资，晚上收集资料进行市场调研，他放弃了社交活动，放弃了兴趣爱好，就连相处两年的女朋友也因为没时间相陪而以分手收场。想到这些，他就难以接受这样的事实，连续几天吃不下睡不着，心情极度糟糕，慢慢地开始有轻度抑郁的表现，他自己却不自知。

在与一位老同学的会面中，同学见他精神状态不好，关切地提醒他注意休息，不要把自己绷得太紧，不要陷入焦虑和抑郁的旋涡不能自拔。

朋友的话点醒了赵杰，赵杰也意识到自己应该重振精神，重新出发。

赵杰改变了熬夜的习惯，开始早睡早起，每天清晨他都会附近的公园散步、静坐。在公园里，对着湖水坐在草地上，被绿树红花环绕，鸟儿的鸣叫声伴着潺潺的流水声，这一切都让他感到舒适惬意，内心也感受到了前所未有的平静和踏实。

这样坚持了一段时间之后，赵杰的心情越来越平和，睡眠和食欲都恢复了，慢慢地他又找回了从前的自信，复盘自己创业失败的教训，满怀信心决定再出发。

在这个案例中，赵杰没有任由自己的抑郁情绪愈演愈烈，而是及时止损，通过正确的方式，积极地调节自己的心理问题，让自己恢复到健康的状态。

其实，生活中的很多人，可能或多或少都曾经或正在遭受抑郁的折磨，但是只要对抑郁有足够的重视，积极用正确的方法来改善自己的心理状态，防止抑郁情绪演变成更加严重的抑郁症，你就会慢慢重获健康心理，继续美好生活。

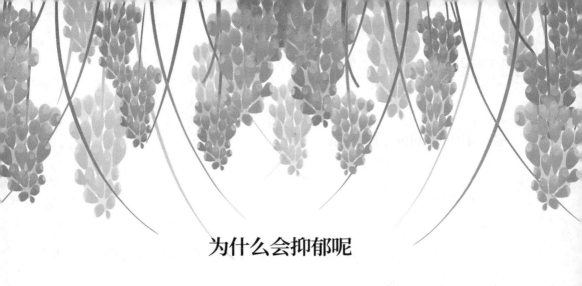

为什么会抑郁呢

  抑郁，作为一种顽固且常见的心理问题，严重地影响着人们的生活、交际、工作与健康。但是，抑郁并不是可怕的"恶魔"，它是可以摆脱的。只要充分地了解引发抑郁的根本原因，就能在出现问题时对症下药，找到正确的心理调节方法。

  通常来说，引发抑郁情绪的原因主要有四种，分别是生理因素、环境因素、性格原因以及童年阴影。如果此时的你正在遭受抑郁的煎熬，那么你可以找到引发自己的抑郁情绪的主要原因，从而用正确的方法来摆脱抑郁。

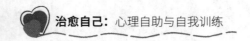

引发抑郁的生理因素

◎ 遗传因素

如果一个家族中曾经或者现在有抑郁症患者，那么这个家庭中的其他成员也有可能患上抑郁症。

抑郁症的前期表现就是抑郁、悲观的情绪，所以如果你已经出现了抑郁的症状，最好立刻向家人询问家族中是否有抑郁症患病史，这样才能在轻度抑郁的时候，正确地调整心态，防止演变成严重的抑郁症。

◎ 化学生物因素

实际上，有一部分人的体内是缺少五羟色胺的，所以他们比平常人更容易陷入抑郁情绪。

通常，当这些人陷入抑郁之后，自己是不知晓的，但是家人和身边的朋友会明显地感受到他们情绪和行为的异常。

◎ 生理疾病因素

生理上的疾病也是引发抑郁的一种因素，比如心脏病、脑中风、激素紊乱等，这些疾病不仅会摧毁人们的生理健康，还会诱发严重的心理抑郁。

如果一个人长期遭受生理疾病的困扰，病痛会消耗其意志和精神，增加其抑郁的风险，这样看来，生理疾病或许就是引起抑郁的原因。

纷繁复杂的环境因素

周围的环境的改变也是引发抑郁的另一种因素。失恋、人际关系紧张、经济财务困难、生活方式突然发生巨大改变等环境的改变，都会可能是抑郁的诱因。

有一位老人曾讲述自己的故事：自己和妻子从大学校园一直相伴着步入社会，相互扶持，相互鼓励，一起同甘苦共患难。他原本也以为他们会这样一直走下去，结婚生子，安享四世同堂的幸福生活。但是，现实却给了他重重的一击。

就在他们双双退休、准备安享晚年生活的时候，有一天，老伴儿突然晕倒，到医院检查，结果却是癌症晚期。听到这个消息的老人顿时感觉天塌下来了一样，他无法想象没有老伴儿的生活。

虽然他们跑遍了全国的各大著名医院，拜访了诸多专家，还是没有治愈的方法，一切都太晚了。老人决定陪着老伴儿快乐地走过人生中的最后一段旅程，于是他们买了一辆房车，开始周游全国，并在老伴儿最喜欢的海边完成了他们的金婚典礼。金婚典礼结束后不久，老伴儿去世了。

无法接受现实的老人，精神一天不如一天，他日复一日地回忆着与老伴儿在一起的那些美好的回忆，白天紧张不安、吃不下饭，晚上辗转难眠、无法入睡，整个人瘦了一大圈。家人非常担心老人，把他带到医院一检查，才发现他已经中度抑郁。

老人自己也意识到了自己不能就这样一直消沉下去，他积极配合心理医生，主动调节自己的情绪，暂时搬到了乡下的老家居住。他白天和朋友打打篮球，爬爬山；空闲时就自己看看报，听听广播；睡觉之前还会到广场上和熟悉的老友们下下棋、跳广场舞。就这样积极调节了大半年，加上心理医生

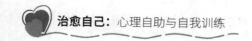

的开导，老人慢慢地恢复了正常的心态。这时的他，已经能够平静地回忆自己与老伴儿的点点滴滴，能够正视老伴儿的离世并正常地生活下去。

上述案例中的老人就是由身边环境变化而引发抑郁的典型案例。但是他在发觉问题之后，并没有听之任之，也没有逃避，而是主动面对自己的异常，正视抑郁情绪，然后积极地调整心态，最后才能够得以痊愈。

所以，如果你也和老人一样，因为生活的突然改变而给了抑郁可乘之机，那么请你不要逃避，不要自暴自弃，勇敢地面对抑郁，坚强地与之斗争，最后胜利的一定是你。

抑郁可能与性格缺陷相伴而生

容易患抑郁症的人通常都有这些性格特点：过于悲观、缺乏自信、无法很好地把握生活中发生的事件、过分地担心一些事情。这些性格特点都会加重心理应激，使人容易抑郁。

◎ 个性要强

要强是人的一个本能的性格体现，只有要强，人们才会有动力去创造属于自己的奇迹。但是，如果一个人的要强程度与自己的做事能力和心理承受能力都不匹配，那么这种要强的性格就会变成这个人的负担。当你的能力无法实现自己的目标、无法达到自己的期许时，你的"无能为力"就会让你产生沮丧、失望、失落等负面情绪，如果你经常重复这样的过程，久而久之，这些情绪就会将你置于抑郁"圈套"中。

要强没有错，但是过于要强就会将自己置于一种难以认可自我的境地。所以，如果你也是个性要强的人，那么一定要把握好要强的尺度，让自己的要强和自己的能力充分匹配，这样才能经常获得成功，抑郁才会敬而远之。

◎ 个性懦弱

如果一个人的性格懦弱，那么他也会容易抑郁，甚至会比个性要强的人更容易抑郁。

在面对困难和荆棘时，个性要强的人会竭尽全力克服一部分难题，无法克服的部分会让他们感到失落和难过，这种失望是导致他们抑郁的原因；而个性懦弱的人在遇到困难时，通常只会逃避和退缩，任由这些难题压在自己的身上，不去积极地解决，当越来越多的挫折捶击在他们身上时，这些苦难就会形成排山倒海之势来击败他们，使他们陷入抑郁无法自拔。

所以，对于性格懦弱的人来说，摒弃懦弱是远离抑郁的第一前提。只要勇敢地走出自己的舒适圈，自信勇敢地去面对自己不熟悉的人和环境、不敢尝试的事情、不敢面对的困难，你就会不断地成长，不断地变得坚强和自信，抑郁也会离你越来越远。

◎ 个性偏执

一般来说，爱钻牛角尖、脾气犟、一根筋都属于偏执的性格。个性偏执的人在处理事情和人际关系时，会异常固执，过于坚持己见，即使自己的观点和看法是错误的，也不会改变。对这样的人来说，一旦他们

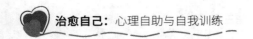

坚持的认知或观点被推翻，就会给他们带来极大的伤害，而他们自己会深深地被困在这种伤害的沼泽中，无法自拔，最终这种情绪就会演变成抑郁。

坚持自己的观点没问题，但是过分固执会让自己身心俱疲，尤其是坚持己见、不肯承认自己错误的性格，更要不得。适当地听取别人的意见，多听取不同人的观点，可以帮助你改变偏执，远离抑郁。

不完美的童年时期可能埋下抑郁的种子

英国杂志《精神病学》曾经刊登过伦敦大学国王学院的科学家发布的一项研究。研究的样本中共有 7100 人，他们出生于 1950 年至 1955 年之间。研究人员经过研究发现，在这些人中，那些性格容易扭曲的人都在年幼时遭受过各种各样的不幸，即使成年后，他们也难以完全摆脱童年的不幸造成的阴影。

后来，一些心理学家再次指出，人们在童年时经历的某些不幸的遭遇或者难以承受的压力，很可能会对他们的健康产生不好的影响，甚至可能引发过早死亡。在这些不幸和压力中，贫穷和虐待会引发严重的心脏问题，并且会加速细胞的老化，而这些童年的阴影也是引发抑郁的重要原因。

张女士是一家世界 500 强企业的中层管理人员，事业有成，家庭美满，老公体贴，孩子听话，家里的一切都刚刚好。在外人看来，张女士过得幸福又快乐。但实际上，张女士长期失眠，晚上好不容易睡着，也经常做噩梦，时间一久，精神状态也不好。深受困扰的张女士不得不求助于心理医生。

在心理医生的引导下，张女士说出了从小到大一直困扰自己的不幸的童年。曾经她也有一个幸福的家庭，有疼爱自己的爸爸妈妈，还有一个可爱的妹妹，一家人虽然没有大富大贵，但也吃穿不愁，其乐融融。直到她16岁那年，父母先后患病离世，那时她的妹妹也只有10岁。命运开的这个巨大的玩笑，让张女士不得不承担起抚养妹妹的重担，姐妹俩相依为命，靠着父母留下的积蓄和她自己打工挣的钱生活，才慢慢长大。

成年后的张女士，凭借着自己的努力在事业上取得了让自己满意的成绩，也遇到了疼爱自己的丈夫。但是，这个比自己小6岁的妹妹，却成了她痛苦的来源。妹妹在十多岁的时候就辍学在家，整天无所事事，完全靠张女士来养，直到成年后还是一样，整日在网吧玩游戏。无奈的张女士只得一次又一次地劝解妹妹，可妹妹丝毫不听，甚至欠下许多网贷债款让姐姐偿还。忍无可忍的张女士多次想放弃妹妹，不再管她，但是一想到早逝的双亲，就又不忍心了。这样长期的矛盾心理，让她陷入了轻度的抑郁。

听完张女士的讲述，心理医生确定张女士不幸的童年和不争气的妹妹，就是导致她抑郁的原因。后来，在心理医生的建议下，妹妹也意识到不能一辈子都靠姐姐养活，自己要学着自强自立。一段时间之后，张女士完全摆脱了抑郁，而妹妹也学会了独立。

通过这个故事，你就能知道，只要追根溯源，找到心理失调的主要原因，就能找出走出童年阴影的方法，进而摆脱抑郁。

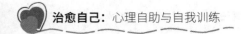

从心出发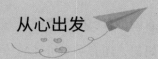

　　如果你真的存在抑郁、喜怒无常、时常悲伤等心理问题，一定要重视自我治愈。情绪能够最直观地反映出我们正在经历的改变，无论是身体上的还是心理上的，要准确地找到这些悲观情绪背后所传递的最主观的信息，才能"对症下药"，有效地解决问题。

　　如果你正处于混乱的情绪之中，尝试停下来，让自己从正在经历的事情中抽离出来，放空自己，充分地进行自我治愈，这样才能阻止自己进一步陷入更严重的心理问题之中。

　　学会从杂乱负面的心情中抽身而出，你才有更多的时间和精力去迎接更好的生活。

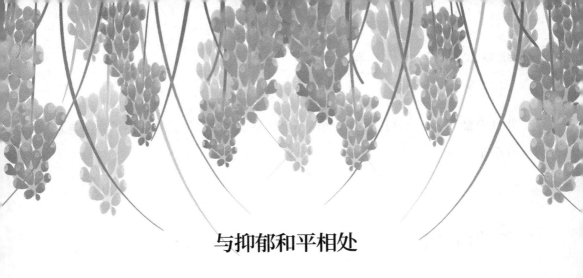

与抑郁和平相处

前面已经说过，抑郁是现代人们经历的一场"精神感冒"。抑郁并不可怕，就算真的身陷抑郁的沼泽，也请不要自我放弃，要学会与抑郁和平相处，这样才能够慢慢得到治愈。

一个曾经遭受抑郁折磨的人这样形容过自己的感受："长期的抑郁会成为一种惯性。一件事情，我们总是反复地经历、重复地去做，到最后再遇到这件事情时，我们总是可以轻车熟路、轻而易举地完成它。同样，抑郁也是如此。从轻度的悲伤，到重度的抑郁，在这个过程中，反反复复地经历着同样、甚至更加悲伤和绝望的情绪，总是能轻而易举就能产生严重的自卑、失落、颓败、厌己等感知。"

幸运的是，他最终走了出来："抑郁曾经在无数个夜晚里，像黑狗一般撕裂我，杀死我；我抗拒、逃避、厌恶它；如今我逐渐明白，我不可能也无力让它消失，因为它是我情绪的一部分。慢慢地，我了解了它，熟悉了它，

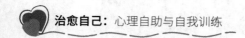

并且驯服了它。我想我的抑郁情绪不会轻易地消失，但是我明白了如何与它和平相处。"

直面抑郁

身体受伤了，你会感觉到疼痛；心理受伤了，你会感觉到痛苦。与生理疾病一样，抑郁也只不过是心理生病了而已。此时，不要逃避，勇敢地直面抑郁，它就没有那么可怕。

要直面抑郁，首先要学会接受自我。

美国科学家乔·卡巴金指出："主动将注意力集中于自身感受的变化，而且不对此做出任何的判断。"

当你正在遭受抑郁的困扰，要尝试停下来，并深刻感受现时的生活，也就是一次只想只做一件事，这样有助于帮助你锻炼注意力，慢慢地接受自我。

在日常生活中，你可以通过有意识地转移自己的注意力，让自己关注一些事情，专注并感受事情的过程本身。

当你在吃饭时、走路时、躺着什么都不做或者运动时，你要练习将自己的注意力不断地拉回到现时所做的事情。比如，走路时，将注意力集中在步伐上；吃饭时，将注意力集中在咀嚼上，等等。在做这些事的时候，如果你的思绪产生了其他的想法，你可以任由它发展下去，但是最后要把思绪拉回到现实。

每天进行这样的注意力集中、转移练习，慢慢地你就会学会接受现在的生活，与抑郁和平相处。

区分抑郁情绪与抑郁症

不要认为抑郁情绪就是抑郁症，其实二者有很大的区别。正确区分抑郁情绪与抑郁症，可以帮助你更好地调节心理状态，对症下药，早日康复。通常来说，抑郁情绪和抑郁症有这些不同。

首先，抑郁情绪属于心理问题的范畴，而抑郁症属于心理病态和病理的范畴。抑郁情绪是比较常见的一种心理状态，当你有疲惫、紧张、难过这些负面情绪时，抑郁情绪就可能出现，而通过自我调节，这种抑郁情绪就很快会得到改善。

抑郁症是一种病理心理性障碍，患抑郁症时，会持续引发一系列的症状，包括心理症状和身体症状，这种病态不通过专业的心理治疗是很难自我缓解的。

如果你只是有轻微的抑郁情绪，感到不开心、莫名的难过等，不用感到恐慌，只要按照正确的方法多加调节，很快就会恢复如初，能够进行正常的工作和生活了。

如果你出现了严重的睡眠障碍、食欲严重减退、思维迟缓、对任何事都没有兴趣甚至有轻生的想法等症状，那么你可能就患上了抑郁症，而不只是轻微的抑郁。这时靠你自己是无法调节好的，一定要去求助于专业的心理医生。

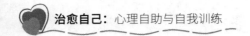

 **心理自检**

你是否曾经因为严重的创伤而产生过抑郁、焦虑或者烦躁的情绪呢？看看下面这些情景，是否有与你自身情况相符的呢？如果有，一定要引起重视。

- 在成长过程中，原生家庭曾经让你经历十分痛苦的心理或者生理创伤。

- 在人际关系中，与人的交往曾经让你经历痛苦的心理或者生理创伤。

- 总是高度警惕，并且总是因为害怕创伤再度发生而时刻紧张地感知着周围环境的变化。

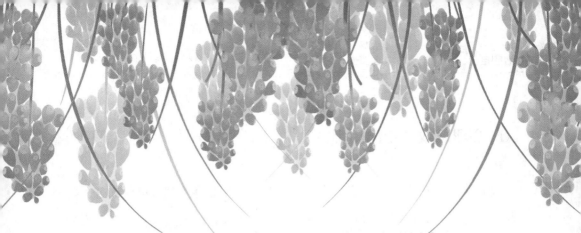

摆脱抑郁训练：驱散抑郁阴霾有妙招

抑郁会把患者的生活搅扰得了无生趣，让患者郁郁寡欢，看不到生活的希望。

抑郁，真的是一种最要不得的情绪。《红楼梦》中的一代才女佳人林黛玉因为抑郁，年纪轻轻香消玉殒。现实社会，也有越来越多的人正在忍受抑郁的痛苦，身心受损。

每年都会有人因为抑郁而选择轻生，同时也有大量的人依靠服用抗抑郁药物生活着，抑郁正在侵蚀着越来越多的人，所以我们要及时正确地认清自己的情绪与心态，一旦发现抑郁的症状，就要早早地采取行动，疏通郁结，将其扼杀在摇篮里。

生活无疑是十分美好的，所以你要学会摆脱抑郁，用有效的方法去驱散抑郁所带来的阴霾，这样你才能再次回归丰富的生活，发现生活的精彩。

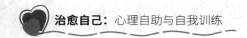

心理急救，走出阴霾

很多人在遭受重大的悲伤或者不幸时，往往会感受到极度的痛苦，甚至从此一蹶不振，比如，亲人的突然离世、无法预料的天灾人祸或者重大的失败等。在经历这些事情以后，有些人可能就会变得自卑、抑郁、孤僻、极端等。一位心理学家曾经说过，在我们感到悲痛和抑郁时，最重要的就是要学会心理急救，我们要学会放松心态，让内心真正地平静下来，这样才能忘记悲伤与痛苦。

那么，什么是心理急救呢？请你来看下面这个故事。

小豪是一个品学兼优的初中生，但是爷爷的突然离世让小豪遭受到了巨大的打击。因为，爷爷一直是最疼爱他的人。突如其来的阴阳相隔让小豪无法接受，他趴在爷爷的墓前哭了一整天。慢慢地，小豪开始不想吃东西，总是莫名地悲伤，身体状况也是每况愈下。

小豪的妈妈想了很多办法安慰小豪，但还是不管用，小豪的精神状况一天比一天差。懂得一些心理学基础知识的妈妈知道，小豪可能抑郁了，但是依她对自己儿子的了解，小豪一定不愿意去看心理医生，所以妈妈决定自己帮助儿子恢复过来。

妈妈从书店买来了一本心理急救的书，小豪平时也很喜欢看书，所以妈妈就引导小豪自己去看这本书，小豪对书中的故事产生了共鸣，这时才知道自己的心理出现了问题。

书中写到了一种自我治愈的方法，他按照书中的方法疏解心结，阳光明媚的午后，小豪伏案阅读，一抬头仿佛看到了自己的爷爷，一束阳光照在他的身上，是那样的温暖。爷爷劝解小豪让他坚强开心地生活下去，那是爷爷最大的心愿。

连着几天，小豪都按照书上的方法疏导情绪，就这样，小豪的精神一天比一天好，慢慢地恢复到了原来的样子，脸上也露出了久违的笑容。

看到这里，你也许就知道，看心理医生、自己阅读心理学的书籍，都属于心理急救。如果你不想去看心理医生，在周围人察觉你的抑郁情绪并帮助你进行心理急救的时候（比如买心理书籍给你看），一定不要拒绝和抗拒，积极配合，才能早日摆脱抑郁。

敞开心扉，亲近朋友、远离抑郁

人生犹如一场精彩的旅行，在你探索生活奥妙的过程中，难免会遇到重重困难、种种崎岖，而在这些困难与荆棘面前，你难免失意与烦闷。遇到问题时，如果身边有几个知心的朋友给你鼓励与支持，那么你就会重拾信心、重获希望，勇敢地渡过难关。面对即将或已经到来的抑郁，要勇于敞开心扉，多与朋友沟通交流，你就会从朋友那里获得直面抑郁的勇气，得到治愈抑郁的力量。

而处理不好人际关系、自闭或者性格孤僻，都是引发抑郁症的主要因素。

那么，你该如何敞开心扉，去勇敢地向朋友寻求帮助呢？

◎ 与朋友自信交往

俗话说，只有自爱才能他爱，只有自尊才能得到他人的尊重，自信也是

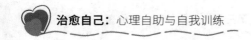

一样的道理。在与朋友交往的时候，自信的人总是落落大方、从容自处，对自己有清晰的认识，这样才能与朋友之间保持健康良好的关系。只有如此，当你想要向朋友寻求帮助时，才不会扭扭捏捏，才会勇于沟通，享受朋友带给你的帮助和温暖。

◎ 学着与朋友自如交往

关于这方面，你可以多看一些关于人际交往的书，学习一些人际交往的技巧，并且试着把这些技巧运用到与朋友相处的过程当中，把握好朋友之间交往的距离与尺度。久而久之，你就会发现，自己的性格会越来越开朗外向，人际关系也会越来越好。这样，在遇到烦心事的时候你才会毫不犹豫地跟朋友沟通。

◎ 寻找真正值得信任的朋友

生活中，你也许有很多的朋友，但是只有真正值得信任的朋友才会为你保守秘密，从你的角度出发，帮你解决问题。

这些事也可以帮助你逃离抑郁的阴霾

◎ 学会拒绝

拒绝自己厌恶的事情，这样才会让自己的身心都得到放松。

◎　肆意运动

最简单的运动就是跑步。运动、流汗的过程就是放空自我的过程。在运动时，可以漫无目的地胡思乱想，也可以什么都不想，最终运动过后身体的疲惫会让你产生想要休息的感觉，身体想休息了，抑郁情绪就会得到缓解了。

◎　尝试慢节奏的生活

想要与抑郁和平相处，首先要停止你埋头苦干的状态，一次做一件事，一件事做到极致才是最好的状态。尝试着每天抽出三十分钟的时间，静下心来，放空自己，可以听听音乐，可以什么都不做发呆地望着窗外，可以喂喂流浪猫，也可以安静地睡一觉……

你还可以随身准备一个笔记本，在放慢节奏的时候记录下自己的想法与想要记录的事情。比如，朋友对你的评价，喜欢做的运动，发生的有趣的事情，等等。

不要刻意为了记录而去做一些宏大的事情，幸福有时就在一瞬之间，一道美味、一处风景、一种令人开心的天气或者一个令你感动的瞬间，这些都可以让你的心情平静下来，暂时从抑郁的情绪中抽身出来。

◎　去看看外面的世界

去爬山，在爬到山顶时看一看飘浮在空中的云彩，眺望一下山川湖海，呼吸一下新鲜空气，近距离地接触自然，这个时候，也许你会觉得自己已经化身一朵云，无忧无虑地游荡在天空之上。去旅游、去听演唱会、去看话剧、去逛博物馆……这世界的精彩一定会治愈你的心灵。

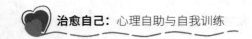 EMDR 疗法

EMDR 是 Eye Movement Desensitization and Reprocessing 的缩写，中文翻译为"眼动心身重建疗法"。EMDR 疗法是美国精神病医生弗朗辛·夏皮罗在 20 世纪 80 年代提出的，可以用来治疗精神创伤引发的心理疾病。

人类的记忆会长期储存在大脑中，无论是积极的记忆还是消极的记忆，人们都无法立刻忘记。尤其是那些糟糕的、令人难过伤心的记忆，格外难以忘记。有时，你可能会经常想起那段糟糕的记忆，让自己感到难过和痛苦。这些记忆会干扰你的生活，并且激发出抑郁的情绪。

EMDR 疗法就可以帮助你对这些痛苦的记忆进行二次加工，将附在回忆里的那些消极情绪剔除干净。在运用 EMDR 疗法时，心理医生会要求你重温令你痛苦难过的经历，让你集中注意力与自己的感受，一遍一遍地回忆、复述。

通过这样的治疗，你将学会与那些糟糕的记忆相处，治疗过后，当你再次回忆起这些经历，就会坦然地面对，而不会感到可怕，从而再也不会产生消极的看法和痛苦的情绪了。此时，你也就走出了痛苦的阴影。

药物治疗

当你的身体不舒服、生病时，都知道要及时就医，缓解病症。

心里有了困惑或有了心理问题，如果必要，也应该及时求助医生的帮助，让心理医生来为你答疑解惑。

在日常生活中，求助心理医生的患者一般分为两类：第一，患者已经清楚地意识到自己心理的问题所在，自愿寻求心理医生的帮助；第二，患者在家人、爱人、朋友的支持和鼓励下，来寻求心理医生的帮助。无论是哪种情况，都不要讳疾忌医，求助心理医生、积极配合医生，都是正确的选择。

特别提醒你的是，一定要到专业的心理医疗机构去咨询专业医师的建议，接受专业治疗。

通过药物对抗抑郁虽然可行，但万万不可依赖药物。

要想真正摆脱抑郁，需要你正确看待抑郁、放松心情，这样才能早日痊愈，重拾精彩人生。

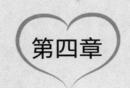

第四章

调节情绪，别让
坏情绪左右你的人生

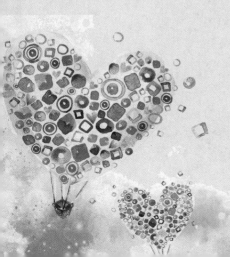

鲁迅先生曾说过，人生最痛苦的是梦醒了无路可走。悲伤、抑郁，甚至绝望，这些悲观情绪是每个人内心世界的一部分，它们会始终存在于每个人的生活中。

　　伴随着人生的各种经历，悲观情绪会时不时地跑出来侵扰你的生活。那如何不被这些坏情绪所限制、如何不成为精神上的侏儒就成为你亟待思考的问题，同时你也需要从调节坏情绪的过程中获得对人生有益的启示。

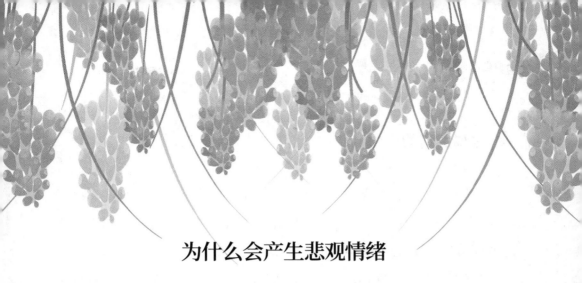

为什么会产生悲观情绪

　　相信很多人都听过盲人摸象的故事，这个故事的大意是这样的：盲人因为看不见，所以一般通过触摸来了解事物。一位国王对他的大臣说："你带一头大象来给盲人摸摸看。"于是，一些盲人被叫过来用手触摸大象。

　　大象很大，几个盲人围绕在大象的四周触摸大象的身体。当被问到"大象是什么样子的，它像什么？"这样的问题时，摸牙齿的盲人说大象像萝卜根；摸耳朵的盲人说大象像簸箕；摸鼻子的盲人说大象像一根水管；摸腿的盲人说大象像一根柱子；摸肚子的盲人说大象像一堵墙；摸尾巴的盲人说大象像绳子。

　　盲人摸象的故事告诉我们"不要以偏概全"的道理，却也反映了"从不同角度出发对事物的认识不同"的事实。而这些对事物的不同认识，就是导致人们面对同一件事可能产生不同情绪的重要原因。

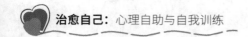

悲观情绪的产生

人为什么会有悲观情绪？有很多原因，但就像上面"盲人摸象"故事中的盲人们一样：面对同一个事物，从不同角度出发，会得到不同的看法，而这些不同的看法就会引起不同的情绪反应。

心理学认为，悲观情绪是人们因不满而产生的一种不安。它是一种心理自责、自我不安全感和对未来恐惧的混合体。它是由精神引起的，也会影响组织器官，引起一些相关的心理和生理疾病，如焦虑、神经衰弱、哮喘等。

英国作家萨克雷有一句名言："人生如镜，你笑，它就笑；你哭，它就哭。"

悲观的人们总是喜欢思考事物最坏的一面，他们如果看到了天空上凝结的云朵，不会感慨云朵的变幻多样，而是担心是否会下雨；如果走路跌倒了不会想着跌倒后赶紧爬起来并且注意避免"再入坑"，而是裹足不前，抱着自己的伤口自怨自艾。

当我们从自己的"角度"出发去制订目标和计划，想要达成某种愿望却无果时，很多人会因为努力了却没有达成想要的结果而觉得失落，因为目标和结果不匹配导致心理落差而产生悲观情绪，另外一些积极乐观的人也许并不会有失落、悲观的想法，他们会很快重新振作，去分析失败的原因，去尝试其他可以获得成功的方法。

每个人看待事情的态度不同、角度不同、想法不同、关注点不同，也就自然会产生或积极或悲观的不同情绪。

琳琳是个年轻女孩，但她不像同龄人那么开朗。悲观情绪总是折磨她，这让她常常觉得人生没有意义。

最近，琳琳的悲观感情越来越强烈，她好像什么都不想做，同时又感到孤独，觉得周围的环境很无聊。琳琳想改变这种现状，但她觉得她的能力不够，也不愿意跟外界交流，所以她把自己封闭在房间里，每天埋头沉思苦想生命的意义，但始终找不到答案。于是，忧虑和困惑的琳琳越来越感到失落、悲观、绝望。

一般来说，像琳琳这样具有悲观情绪的人敏感、脆弱，但又内心善良。他们常常会感慨生命的软弱和渺小，也常常认为自己不仅要对自己的不当言行"负有责任"，还会因为他人的过失而常常感到自责。与此同时，他们又很容易宽容别人，待人诚恳。

悲观情绪者与乐观情绪者的不同看法

著名的美国心理学家塞利格曼认为，悲观情绪者和乐观情绪者对很多事物持有不同的看法。

以面对失败为例，一起来了解一下悲观情绪者和乐观情绪者的不同心理过程与看法。

从判断失败的时间长短方面来看，悲观情绪者认为失败是持久的，乐观者认为失败是暂时的，好的事情会很快发生。

从空间层面来看，悲观情绪者会认为失败是普遍的、是在任何环境中都会发生的，哪怕自己脱离了现在的环境也无法改变自己的失败。而乐观者会认为自己在某一个地方的失败并不能代表全部，等到了新的地方绝不会犯和过去一样的错误。

从对失败的归因来看，悲观情绪者往往把失败解释为个人的理由，认为都是自己咎由自取，从而陷入对自己"无能"的愤怒中。其实，任何的失败都是主客观因素的综合结果。乐观者就会综合考量失败的因素，不怨天尤

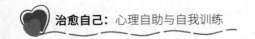

人，也不把过错只看成自己一个人的错误。

塞利格曼的理论提醒我们，只要我们改变自己对失败的看法，就有信心重新面对现实，制定人生的目标。

任何人都不能击垮你

悲观情绪是人们生活经历中最真切的痛苦来源之一。它可能意外产生，也可能纠缠我们多日乃至多年。在医学领域，悲观情绪可能会大肆在人的身体免疫系统中进行破坏活动，迫使身体降低面对各类疾病的抵御能力。

阿斯顿博士在《压力的习惯》中写道，悲观情绪就像疤痕附着于伤口，从失落的苦痛中慢慢愈合。纵使它会造成悲伤等负面情绪，但是仍可以将它视为一种健康和自然的情感，产生了悲观情绪后不意味着你只能屈服。

在一位心理学家的指导下，一个名叫布里欧的人获得盛名：布里欧从法国划着皮艇横跨大西洋和太平洋，最终到达澳大利亚，仅仅花费了6个半月时间，这使布里欧获得了吉尼斯世界纪录。

上述案例再次证实积极健康心理的重要作用。心理学家认为，曾经横渡大西洋的人的失败或死亡并不是因为物理门槛，而是由于精神崩溃、心理恐慌和绝望等悲观情绪导致的。

所以，很多情况下人们面临的绝境，都不是生存的绝境，而是精神的绝境。只要能改变当下的悲观情绪，来自外界的压力就不能把你击垮。

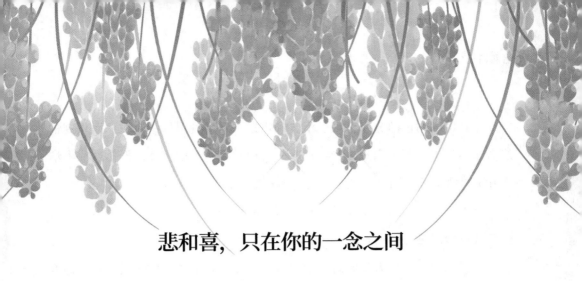

悲和喜，只在你的一念之间

你是悲观情绪者还是乐观情绪者

有这样一个故事，一位父亲，他有一对双胞胎儿子，一个儿子很乐观，一个儿子比较悲观。有一次，他给悲观的孩子买了许多五颜六色的新玩具，却不小心把乐观的孩子留在了一个满是马粪的马厩里。过了一阵儿，父亲看到悲观的孩子在哭，就问："你为什么不玩那些玩具？"孩子哭着说："如果这些玩具坏了，就不能玩了。"父亲又来到马厩，却发现乐观的孩子正高兴地在马粪里挖东西。"告诉你，爸爸，"乐观的孩子得意地对父亲说，"我想马粪堆里一定藏着一匹小马！"

从外在的人格特征来看，喜与悲对应的是两种人——乐观情绪者与悲观情绪者，就像那两兄弟一样，被自己的情绪驱使，表现出不同的性格，有着不同的优点和缺点。

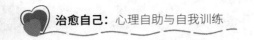

悲观的人对前路充满怀疑、沮丧和审慎，常常耽误好的时机。而乐观情绪者虽然积极乐观地去规划和行动起来，但总是会不同程度地低估这些事情实际的处理难度，可能会遭遇各种没有料想过的意外。

此外，悲观的人和乐观的人对待未来的想法也迥然不同，对待他人和对待自我也抱以不一样的态度。

一般来说，每个人都同时拥有悲观情绪和乐观情绪，你无法始终只拥抱一种情绪，而将另一种情绪拒之门外，那么不妨正视情绪，科学疏导情绪。无论是积极情绪还是消极情绪都有自己的价值，无论哪种情绪都有其合适的疏解方法。

在《狼图腾》中就有一个真切的案例：主人公面对狼群带来的威胁时，因为内心的恐惧使他迅速集中注意力，想到并采取了正确的策略，终于逃离了险境。

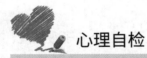 心理自检

美国"心理学之父"詹姆士博士研究指出，下列五大要素乃是造成健康不佳和严重悲伤的主要因素。你可以自行衡量自己的以下相关方面是否都处于正常水平。

● 社会关系

拥有亲密关系且交往密切的人越多，对人们克服在城市生活中的失落感越有帮助。据说女性比男性失落感指数更低的原因就是女性拥有的亲密人际关系更多。

● 平衡的饮食

健康的饮食是维持我们生理健康的重要一环。如果你的体重在短时

间内发生较大变化，就必须要警惕了。

- 健康饮料

含有酒精和咖啡因的饮品更受悲观情绪者或失落者的青睐，但这会加速一些心理失衡情况的产生。每天喝适量的白水则是有必要的。

- 运动

坚持每天运动会帮助沉浸在悲伤中的人恢复，如果你觉得困难可以先做一些伸展运动。

- 定时的休息

长时间熬夜可能会损伤我们的大脑细胞，维持正常的入睡时间则能帮助身体更好地复原。

为什么大家更喜欢乐观情绪者

在实际生活中，人们往往更喜欢乐观主义者，抗拒和悲观情绪者共处。

假如一天早上，你碰巧遇到了一个悲观情绪者，那么他的失落无力的态度和消极情绪会马上传染给你。每个人的情绪都会被周围人所影响，悲观情绪者把人们内心努力遮盖的负面情绪唤醒并引诱出来占据人们的内心。但如果你在路上遇到的是积极情绪者，你就会被他的活力和乐观感染，你也会觉得新的一天充满了希望。

在生活中，如果你试图对悲观情绪者提起任何的计划安排，他会立即提出一大堆相关的困难与阻碍。这样不止否定你的计划、否定计划的效果，还等于否定你的努力。而积极情绪者则会充分肯定你的意见，使你对自己

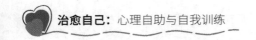

要做的事情充满了信心和斗志，这在一定程度上也有助于后续工作的顺利开展。

悲观情绪者在与他人接触时，容易看到他人的缺点，对他人达成坏的预期。他们对自己、对他人乃至对这个社会都丧失信心。相对而言，乐观情绪者就淳朴耿直得多。乐观的人更容易信任他人，也愿意冒险以获得更多利益。他们并非不会觉察到他人的缺点和不怀好意，而是不会把这些当作阻碍自己前行的理由。

悲观的人盘缩在自己封闭的心中，不愿意相信希望，不愿意采纳别人善意的建议。而积极的人会为了自己的目标团结一切可能的力量。

此外，乐观情绪者在积极地谋求和尝试各种解决问题的办法后也更容易突破阻碍，将不利条件转化为有利条件。悲观情绪者则对阻碍产生畏惧和恐慌心理。

客观来讲，很多被人们当作巨大困难的问题，其实有的时候换个思路就会轻松化解。

乐观情绪的作用

有一次，美国前总统罗斯福的家遭遇窃贼，很多东西都丢了。一位朋友写信安慰他，劝他不要太在意。罗斯福给他的朋友回信说："亲爱的朋友，我现在安全了。谢谢你的问候，我没有什么事。因为，第一，小偷偷了我的东西，却没有伤害我的生命；第二，小偷只偷了我的一部分东西，而不是全部；第三，最幸运的是，小偷是他，而不是我。"这个故事告诉我们：在生活中不尽如人意的境遇比比皆是，懂得用乐观情绪进行自我调节，才能避免陷入负面情绪的沼泽。

芭芭拉·弗雷德里克森是世界闻名的心理学家，他提出的一些关于乐观情绪的观点或许会对你有一些有益的启发。

◎　乐观情绪可以拓展思维

在特定的场景中，比如面试现场、演讲中，乐观情绪可以扩大大脑中指挥系统的能力并且更能激发人们的瞬间想法。

换句话说，在一些特殊时刻，乐观情绪可以有效帮助你产生比平时更多的灵感。

◎　乐观情绪能帮助构建对未来的美好想象和规划

哪怕是在日常生活中，乐观的情感也能让你更好地感知周遭环境中的美好事物，能缓解、减少痛苦。

乐观情绪能在你遭遇失败、历经磨难后重新给予你前行的动力，使你变得更加勇敢无畏。

◎　乐观情绪能帮助人们消化悲观情绪带来的负面影响

当你被悲观情绪笼罩时，人体内部的免疫抗体、淋巴细胞和巨噬细胞会被悲观情绪抑制和加速消耗，致使你的免疫系统抵御能力降低。这样就会有

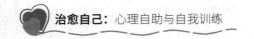

疾病找上门来。

相反，乐观情绪能削弱和控制悲观情绪带来的不良后果，如平缓血压和心跳，等等。

此外，乐观情绪还能帮助你立足社会的重要心理资源，你需要客观正确地看待和维护内心的乐观情绪，并且鼓励乐观情绪的运转和获得更多的乐观情绪。

愿你"悲喜"一念间，总能积极乐观

曾经有这么一个故事，一个被判决死刑的犯人被押解着乘船去另一个地点执行死刑。偏偏在航行过程中，船遇到了大风暴，整整一船人危在旦夕。犯人刚开始就在想，自己怎么会这么倒霉，本来就已经被判了死刑，结果老天爷还要将死亡的时间再提前，真是太倒霉了！正想着，突然听到了船上众人的呼救声，于是犯人转念一想，反正马上就要死了，还不如抓住最后的机会再做件好事，于是他挺身而出，帮助船员们固定住了船身，使大船不至于翻掉……后来，法官念在犯人英勇救人的行为重审了他的案件，免除了他的死刑。

在这个故事中，犯人在困境来临时正是在悲观念头和乐观念头间选择了乐观，最后才能让法官法外施恩，让自己脱离死刑。其实很多人都经常会面临着一念之间的悲与喜的抉择。

要知道，很多时候真正对人们的心理产生影响的不是事件本身，而是人们看待它们的方式和后续相应采取的行动。

上文中的犯人在面对风暴时，如果被悲观情绪包围，觉得死亡是无法更改的，只能认命，那就不会有后面的故事了。那种不管情况有多糟糕都能云淡风轻的人有更多可能做出正确的决定，他们会仔细考虑整件事情的经过和结果，然后发出这样的感慨：事情并没有想象中那么糟。

悲观主义者会认为出现坏事是他们自己的错，关注点不是解决问题，而是慌乱地否定各种可能。但当遇到同样的不幸时，乐观的人会认为现在的失败是暂时的，每一次失败都有自己的原因，但不全是自己的错，而是环境、厄运或其他人为因素综合导致的后果。这两种思维习惯有不同的后果。

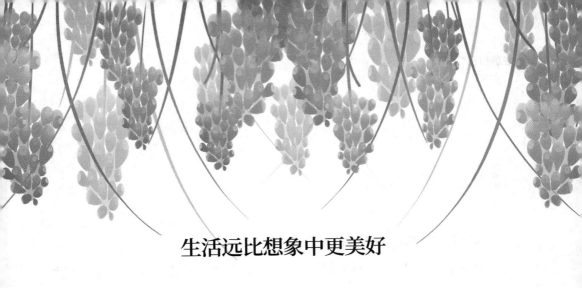

生活远比想象中更美好

在电视剧《老大的幸福》里，傅家四个孩子自认为可以安排大哥的美好生活，却不知道自己的"美好生活"经不起任何干扰。成为地产大亨的次子看似富有，却因资金链断裂而几乎破产；三儿子心平气和，却因官场晋升受阻而难以摆脱家庭的情感危机；四儿子，住得好又有钱，但为了买大别墅和家人闹翻；家里第五个孩子想要追求财富，却处处碰壁。具有讽刺意味的是，在弟弟妹妹的标准里看起来并不幸福的老大却一直拥有着美好的生活。

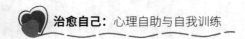

什么是美好生活

人们对美好生活的认识各有不同。

亚里士多德认为，所谓好的人生，就是有生存价值、成功、满足的生活。这样的好日子，每天你都很舒服，不用担心，当然你会很开心。

另一位古希腊哲学家佩利尔说："我提出了一种只有自由才能通往美好生活状态的理论；只有勇气，才能与自由联系在一起。"。他认为美好生活状态是一种社会现实的反映。

不同的人对于美好生活状态有不同的意见。在许多人的眼里，物质满足是美好生活状态的象征，而在另外一些人的眼里，最重要的是精神上的满足。

美好生活状态其实是一种期待，一种精神情感。只要你善于发现，就能感受到它就在你身边。

人们常常会从一些行动中感受到美好生活状态。

当你有困难的时候，你的朋友向你伸出援手，你的心会被打动，你对友谊非常满意；当你失落的时候，有人会静静地听你倒苦水；如果你偶尔生病，你的家人就在你身边，你的家人生病了，你也可以陪伴家人，一起享受家庭生活的幸福与美好。

比如，竹林七贤之一的王戎。他曾因被人诬陷而陷入困境，每天都在恐惧中生活，如履薄冰。王戎也有他的理想和抱负，然而却无法施展。幸运的是，王戎的妻子知道他不容易，始终支持他，让他在那个动荡的年代也找到一丝温暖。最终，在两人的相濡以沫中他获得了另一种美好生活。

不同人对美好生活状态的理解和看法不同，当然，同一个人在不同的时间和境遇里也有着不同的美好生活状态感。比如，很多人经常熬夜、不重视健康问题，当他们生病的时候，就会感慨健康的重要性，转而认为拥有健康和珍惜当下的生活就是美好生活状态。

美好生活状态是人们基于某种价值观来满足自己需求的主观心情。这种感觉因人而异，根据情况而变化。

美好生活的层次

美好生活状态有四种层次，很多人都是在追求这四种美好生活状态中感受到人生幸福的。

美好生活状态的第一层次是即时的。

人们当下的需求能被满足时就会感到生活幸福，例如，当你很饿的时候，有东西吃有水喝就会让你觉得幸福。但这种美好生活状态是基于生理需求的满足而获得的，是不持久的。

美好生活状态的第二层是过程性的。

与美好生活状态的第一阶段相比，美好生活状态的第二层是人们更看重的一种生活状态，因为它更持久、更普遍、更深入。比如，人们在接受教育、在商业和职业中更有竞争力的时候，会感受到这种美好生活状态。

但是，停留在这个水平上的危险是，很多人会主动或被动地卷入一些

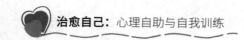

竞争中。当然，美好生活状态不仅取决于竞争的结果是否达成，还取决于其他人的想法、看法，以及他人的生活状态和学习、工作等目标是否已经实现。

对一些人来讲，这一层次的美好生活状态会伴随着痛苦，因为人们会不自觉地与他人进行比较，而在比较时，他们会发现或觉得总有人比自己更优秀、生活得更好。

美好生活状态的第三个层次，是去除名利的束缚。

这个层次和第二个层次之间的相似性都是持久的、普遍的和深刻的，但比第二个层次的范围更大。这种追求美好生活状态的水平可以给家庭、工作、社会和世界带来正面影响。

美好生活状态的第四个层次，是一种最高级的美好生活状态，是人类追求极致的真理和爱。

事实上，只有非常成熟的人才能得到这种美好生活状态。因为尽管每个人都有获得这种美好生活状态的机会，但是很多人无视它，也就无法获得美好。

美好生活，你值得拥有

在笔者看来，认为自己生活美好的人和自认为不幸的人之间真正的区别是他们对世界不同的主观经验和解释。

面对同样的经历，认为自己生活美好的人往往积极地解释世界，加强他们的美好生活状态。相反，不幸的人往往会被动地解释世界，总是怀疑自己，强化自己的痛苦。

　　当你明白了"生活远比想象中更加美好"后，生活就会发生本质的变化，以后在致力于面对某项事情时，就不会轻易丧失掉自己的乐观情绪，会更加珍惜当下、感受美好。

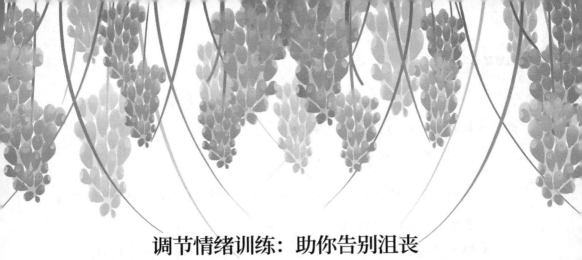

调节情绪训练：助你告别沮丧

在情绪调节训练中，将为大家介绍以下三种放松的方法。

渐进式放松

著名心理医生波森提出，当人体应对压力时肌肉会变得紧张，身体就会感觉到不适，反过来会进一步造成心理上的负担。随后，他研究出一种放松技巧来缓解肌肉紧张和减轻心理负担，这就是"渐进式放松"。心理医生在治疗病人关于压力的疼痛时，运用这个技巧的效果比较明显。

"渐进式放松"实际上是通过人体主动集中注意力和全部精神用以感受和达成身体放松来实现的。具体的技巧和方法是由柏克维克博士在宾州州立大学提出的。他的学生在他的指导下逐渐可以放松到自身十六个部位的肌

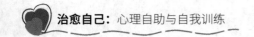

肉。这套训练同样适用于失眠等症状。

接下来，跟我一起做吧：

- 找到一个尽可能舒适的姿势坐着，两条手臂分别落在大腿上。如果你想躺下的话，两脚需要放在墙上等高一点的位置。

- 慢慢将双眼闭上，一只手握拳，从手腕到前臂慢慢发力。这时你会感受到手部肌肉的紧张。

- 不要动，保持 5 秒钟后慢慢放松。你会感觉到刚才紧张的肌肉慢慢放松下来。不要睁眼，认真地去感受放松部位和之前紧绷状态时的差别。

- 在 5 秒钟肌肉保持紧张的期间，也可以默默读数来暗示和强化身体感受。数到"1"时，保持紧张状态，数到"2"时，紧张状态开始有所松懈，数到"3"时，精神意志变得清醒。最后，张开双眼。

- 再来重复一次吧。这次放松另一只手，依然是手腕到手臂用力，手掌握拳。保持 5 秒钟后放松，感受紧绷的肌肉慢慢放松。

- 放松的部位换到双手臂与肩膀，依然是同样的流程。随后到头部、上身等你希望放松的部位。需要注意的是，头部可能是全身中紧绷状态最严重的，需要进行逐步适量的训练，而脚部放松时可以将脚趾用力向上翘起或者用脚趾使劲抵住家具等，造成脚趾部位连同脚部的拉近状态，5 秒后慢慢放松。

- 每天整体重复训练一到两次，注意体会每次训练前后的变化，感受内心的安详。

106

静坐放松

进行静坐放松训练，可以很快使你的身体得到休息和放松。

在呼吸时，将平常的呼吸节奏调整变慢，这样一次呼吸之间就只有低于平常水平的很少一部分氧气和二氧化碳进出，这时你的心率会下降3次，与此同时，血压也会下降，大脑中的脑电波也会有一定变化（通常不规则的脑电波在这一时刻也会变得有规律起来，并且其中与快乐相关的脑电波频率也会上升）。你会发现，其实让自己平静、放松、收获快乐并不难，尝试安静、放慢呼吸节奏就可以做到。

心脏病专家邦尔逊博士表示，防止环境压力的保护机制之一就是身体的放松。当人体需要应对日常生活中各种各样的压力时，交感神经系统会被激活。当人体的情绪慢慢放松，交感神经系统会得到抑制。而人体处于紧张情况下，就会产生呼吸急促、瞳孔扩大、血液流速变化等现象，所以人体的面部颜色会显得苍白。

如果你能定期安排自己做一些放松训练，你就不会轻易感觉到焦虑和紧张，就能建立起抵御环境压力的保护机制，并且逐渐变得积极、乐观、自信和更加有活力。

诸多调查都表明，静坐对人体的身心健康是非常有益的。人体应对压力时的反应是即时发生的，是人体的本能反应。但这些使人体舒适的放松技巧却需要我们学习，要知道仅仅躺在床上休息是没有办法实现真正意义上的放松。

某通信公司数年前曾组织员工通过放松技巧来改善工作压力。五个月锻炼后，这些员工的焦虑和失眠状态有明显改善，高血压等疾病情况也有

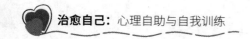

改善。并且，研究发现，这些员工如果尝试戒烟和减肥的话，成功率也会上升。总的来说，他们都感觉到了比以往更加快乐和自信。

你还可以在静坐时尝试着将意识放空，什么都不要去想，这样一种状态其实不难做到。比如当你偶尔望向天空发呆的时候，你会有恍惚间又清醒的心理感受。

现在就跟着我一起来做吧：

- 找到舒适的椅子在安静的环境中坐下来。
- 端正姿势，慢慢闭上眼睛。
- 深深吸气、深深吐气，将呼吸节奏降到每分钟 11 次左右。
- 坐上 10 分钟左右，将脑海中的杂绪清除出去。
- 调动积极情绪，感受内心的安宁。

超觉静坐放松法

超觉是指人的思维活动完全停止，只有清醒的"纯意识"存在。在"纯意识"中，没有思想和物质存在，人体感觉到超越时空的状态。超然冥想是印度马哈里希·马赫什发展的一种瑜伽，它使意识回归心灵，体验无思想活动的感觉（即纯粹的意识）。此时，人的呼吸会变得柔和，身心进入深度休息，全身完全放松。

在不同的意识状态下，人体的耗氧量可以作为身体是否得到休息的指标。消耗越少，我们身体的休息状态就越充足。当我们睡着的时候，我们的耗氧量比醒着时、运动时要低很多，入睡后需要 4 ～ 5 个小时才能减少 8%

的耗氧量。有经验的静坐者可以在 5 分钟内减少 10% ～ 20% 的耗氧量。

静坐时，人的心率会随着焦虑程度的降低而降低，这正是你能安静下来使身体得到放松的良好表现。

具体来说，你可以这样做：

- 在安静的房间里，盘腿坐在床垫上。注意房间光线一定要柔和，不要太亮。
- 闭上你的眼睛。试着从头部到身体放松，然后试着从下往上放松。通过你的鼻子呼吸，感觉空气进出你的鼻孔。
- 每次呼气时，在心里数数。整个练习过程持续 20 分钟，然后停止练习。
- 睁开眼睛看时间，每次约 20 分钟，但记住不要用计时器。
- 停下来后，闭上眼睛休息一两分钟。经过一段时间的练习，我们就会适应。

从心出发

与坏情绪纠缠是常见的情况。但其实，我们完全可以绕道，条条大道通罗马，我们不一定要与坏情绪为伴。归根结底，通往幸福的道路比我们想象的更多。

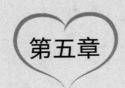

第五章

克服自卑，发现
自己的闪光点

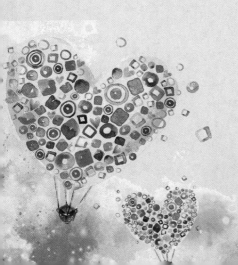

"自卑心理"是心理学领域中最重要的命题之一，这一理念已经被全世界广泛认可，也被广泛应用于心理治疗实践中。

　　对个体来说，自卑感就如同一个破坏力巨大的怪兽，给他的生活带来痛苦。接下来我们一起去探秘自卑的来源并学会正视自卑、摆脱自卑吧。

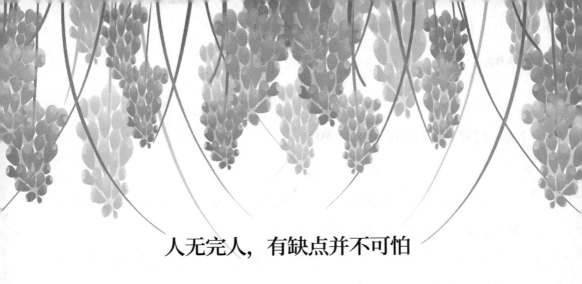

人无完人，有缺点并不可怕

 被自卑绑架的受害者

心理学家曾指出，自卑心理存在于每一个人的潜意识中。可以说它无处不在。每当我们不如意或者看到他人有优于我们的地方时，自卑感就会悄然而生。

从主观角度来说，这是因为自我认知不足和自我评价的失调而引起的。

从客观角度来说，这是因为某些先天缺陷、环境因素或者人生境遇的不顺遂而造成的。

但无论是主观还是客观，人们总是不自觉地关注自己的"缺点"。自卑者因为自信心缺乏会在内心中放大这些缺点，将自己不够完美的地方一一罗列，逐一自我否定自己的价值。

由此可见，自卑者就是被先天或是后天导致的"缺点"所绑架的受害者。

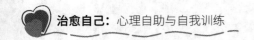

自卑者的自我保护

人无完人，每一个人都有不同的缺点。但如果个体缺乏勇气直面自己的缺点，就会长期饱受自卑心理的折磨。

自卑心理会让人痛苦，为了躲避这种痛苦，自卑者会下意识地选择一些不恰当的方式来进行自我保护。

◎ 回避问题，为自己营造安全假象

自卑者在尝试参加某项活动的时候，会下意识地认为自己比不过别人、最后一定会失败，所以为了避免这种情况出现就拒绝参与到活动中。这种心理上的防御机制将个体封闭在不与外界交流的狭隘环境之中。

自卑者越自我封闭，就会越否定自己的能力，他们还认为"不去面对自卑，自卑便不存在了"。

但是，逃避真的有效吗？试图催眠自己，让自己沉浸在虚幻的想象出来的安全感中，或许能获得暂时的安全感，但是，从长期来看，自卑心理往往并不会得到改善，反而会越来越严重，甚至让自卑者在自我欺骗的深渊中无法自拔。

其实，自卑者的内心出发点也是解决问题带来的痛苦。只不过他们没有积极合理的解决问题的方法或者没有应对困难的能力，所以只能选择欺骗自己。在自卑者看来，回避问题也就避免了该问题带来的痛苦。只不过自我欺骗是暂时的，幻想终将要破碎的。

自卑者在面对一些紧张状态时，大脑虽然意识到需要马上采取行动，但

由于意识的不足或者能力的缺乏，自卑者只能逃避问题的解决而选择搁置问题。或者，他们会通过愤怒、后悔和泪水等形式发泄和释放自己。总的来说，自卑者面对问题时会犹犹豫豫、不能前行。

曾登上微博热搜的"回避型人格具体表现"就是非常典型的例子。许多网友纷纷在网上晒出自己的"症状"，其中一位就提到了自己不善社交、遇见老板或者同事就绕道走，就是为了躲避可能产生的矛盾等。

孙大强老师认为，害怕被别人伤害的人会觉得他们自己做得还不够好，所以逐渐学会回避，回避那些可能带来伤害的环境，进而在自我的世界中变成自己的主宰。

在热门电视剧《三十而已》中的角色"陈养鱼"，就是在职场中面对强横的老板压力巨大，于是回避工作，逃到能让自己感觉到安全的环境中的典型人物。

作为社会人，人具有和其他人交际的需求。但当察觉到了不安全和风险性，人们出于自我保护，就会下意识或者不自觉地进行回避（逃避）。

◎ 随声附和，隐藏自己的真实声音

缺乏自信心的自卑者遇事会丧失基本的判断能力转而依赖他人。自卑者面对选择总是犹犹豫豫并拒绝做选择。

对自卑者来说，最有效的方法就是跟随他人的角度、跟别人保持一致，这是他们保持安全感的方式。自卑感会让他们畏首畏尾、随声附和、办事缺乏胆量，没有自己的主见。

莹莹是一个非常有演讲天赋的女孩，但是她总觉得自己的身体太胖，每当站到众人面前时，她总会感觉浑身僵硬、脸红心跳。所以每次在开班会、

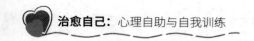

有演讲比赛的时候，莹莹总是躲在人群中跟着大家一起鼓掌。哪怕老师鼓励她站出来，她也不敢，只是躲在一边羡慕地看着舞台上的人却不敢尝试。

从莹莹的情况来看，她实际上就是自我评价过低的一个人，没有形成成熟的自我认知观念。

自我评价低，在青春期青少年成长过程中尤其明显。青少年会过多关注自己的外貌、身材，等等，如果某一方面存在缺陷就往往会觉得低人一等，进而陷入自卑的泥淖中无法自拔。

◎ 不懂拒绝，被动地进行人际交往

自卑者常常认为自己软弱，因为他们没有明显的优势，有时自己没有信心，不敢做一些其实能做的事。

从长远来看，自卑者周围的人也常会认为自卑者平凡、平庸，而会有意或无意地迫使自卑者去做一些事。而自卑者呢，在面对别人的要求时，往往不知道该如何拒绝。

比如在职场中，有时可以发现一些"便利贴"男孩或女孩，他们不懂得拒绝别人，对其他人提出的合理或不合理的要求总是一一答应，尽管有时自己的时间也很紧张或能力不足，也会硬着头皮将事情"包揽"下来。

"便利贴"男孩或女孩们总是害怕：如果拒绝了别人，就会失去一份友谊，这样自己会更加一无是处，没有人愿意和自己做朋友。

也许在别人眼里，一些不要紧的事如果帮不上忙也没关系，但自卑者却不这么认为，他们会特别在意别人的看法，即使自己做不到的事，也会强迫自己"互相帮助"，但越是这样，越是会因为能力不足而做错事，进而导致自卑者更加自责、自卑。

此外，自卑者一般不喜欢和他人主动打交道，因为他们害怕遭到他人的冷眼、拒绝甚至厌恶。他人消极的态度会让自卑者以为自己"缺乏魅力、不会有人喜欢自己"，他们为了避免这样的情况自卑者干脆就不主动参与到人际交往中。

◎ 用傲慢伪装自己，渴望被需求、被认可

南怀瑾曾经说过类似这样的话：傲慢的人，究其根源是因为自卑，不自卑者不会傲慢，自卑者知道自己没有什么特长，又生怕别人看不起，所以才傲慢。

有的时候自卑者也会通过虚张声势来维护自己的自尊、遮掩自己的自卑。不过当这种伪装的自负和自恋不能削弱他内心由自卑带来的痛苦时，自卑者反而会将这份傲慢转化为对外界的敌视甚至攻击。一些面对他人咄咄逼人的人在内心深处都有较为严重的自卑心理，而且他们自卑的程度与傲慢的强度呈现正相关，但他们的内心的深处也渴望着他人的认可和肯定。

正确看待自卑

当一个人面对自己的缺点并且自己无法克服的时候，个体的自卑心理就会产生。

面对难以掌控的局面时出现自卑感是再正常不过的情况，适度自卑也可能会成为你奋进的动力，激发你变得更优秀。

俞敏洪就曾三次参加高考，直到第三次才被北京大学西文系录取。俞敏

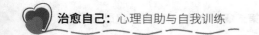

洪后来在多次演讲和采访中提到在北大的五年是自己最自卑的一段时期。到了北大，他发现同学们不仅学习好，知识丰富，视野开阔，而且有自己的天分。他们似乎可以从事文学、艺术和体育等各方面的一切工作。俞敏洪说，学生时代的自己找到的摆脱自卑困境的方法是努力学习，用成绩说话。也因为不断努力他才取得了令人瞩目的成就。

因此，自卑从来不是原罪，也不应该是你的敌人，更不是你失败的借口。

每个人都有不同程度的自卑，但那些成功的人知道如何克服自卑，通过努力达成自己的目标。只要你能对自卑心理有着清醒的认知，并且能够采取正确的行动，你也能及时地走出自卑的阴影，创造自己的美好生活。

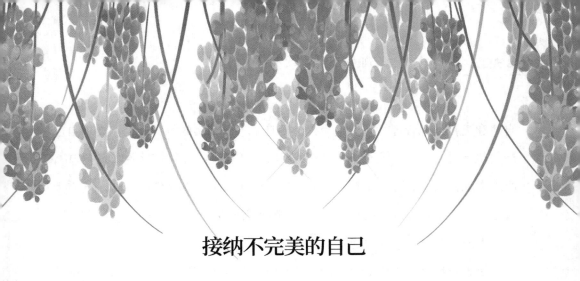

接纳不完美的自己

每当你想节食却还是忍不住买了东西吃的时候，你是否会在心中对自己有着深深的愤怒？每当你想尽力完成好一项任务最后却搞得一团糟的时候，你是否会对自己的能力产生深深的怀疑？每当你因为自己的粗心错过了绝佳的机会时，你是否会捶胸顿足、悔恨不已、埋怨自己？

上面的这些情景其实都是你对"不完美的自己"的不满。

金无足赤，人无完人。世界上本来就没有十全十美的人，与其苛责于自己的"不完美"，陷入消极情绪的怪圈，不如从心底接纳"不完美的自己"，积极改变，做更好的自己。

"不完美但无力改变"

小森最近意识到自己熬夜刷手机的情况有些过于严重，想要让自己更加

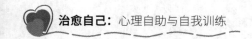

自律和更科学地管理时间。他为自己制订了十分充实的每日计划，要求自己严格执行计划内容，完成每一天的学习或工作任务，但在实际执行过程中，小森发现自己总是忍不住看一眼手机是否有新信息；或者登录手机 App 看下自己的用户状态、进度；或者追一会儿热播剧和综艺节目……连续几天如此，导致提前安排好的计划没能坚决执行。

小森意识到了手机对自己造成的影响，并竭力尝试着各种方法去抵抗诱惑，但依然总是失败。

最后，被"手机彻底打败"的小森觉得自己连这点诱惑都不能克服，觉得自己很失败，于是捶胸顿足、懊悔异常地沉浸到对"不完美自我"的自责中，却又一边自责一边忍不住熬夜刷手机。

有相当一部分人，在别人看来，他们本身已经做得很好了，但他们对自己过于苛刻，一旦哪一点做得不够理想，就无比自责、放大自己的不足。

很多时候，你会发现自身存在的一些问题很难根除，它总会"复发"，甚至变成令人自卑的重要"养料"。

要想真正解决问题，首先要脚踏实地地把自己的问题分析透彻，然后针对自己的情况制订切实可行的解决方案，接着就要认真投入地执行、推行目标的发展，最后要定期复盘，总结经验教训，以便继续有效地改变自己的"不完美"，而不是一味地空喊口号。

"都是我的错"

很多时候，或许是计划太烦琐、不切实际，或许对自己没有足够清醒、客观的认识，或许是其他原因导致失败，有很多人都习惯性地将事情的失败和不圆满归结于是"自己不够好"，是自己能力不足、误判时间、表达不充分……认为"不完美的自己"是"咎由自取""不自量力"。

对"不完美的自己"的过度自责，会让人陷入羞耻、恐慌和自我厌恶的消极情绪中。

这些消极情绪会让你感觉压力倍增，如同前面案例中的小森，面对手机的诱惑放弃抵抗。此前的种种自我反思就更加重了他对自己的怀疑，怀疑自己是不是永远也不可能做到完美，自己身上的问题是不是永远也无法改变。

其实，很多时候，你认为自己"不完美"，并不是你不够努力，或许是你做事情的方法不对、对事情的看法有失客观，因此不要急于揽错和自责，也不必妄自菲薄。

正确认识和接纳"不完美"

完全消除自己身上每个不完美的地方是不可能的。

在每天精力和时间都很有限的生活中，花费过多的时间去自责而荒废学业、事业，这显然是不明智的做法。

你要学会正确认识自己身上的一些缺点，接受它，分析原因并尝试改变它，同时，不要急于求成，要一点点地去改变和完善自我，并接受和悦纳自我。

比如某些习惯虽然不完美，但它的影响是轻微的：挤牙膏从牙膏筒中间挤或从下往上挤，其实只是习惯不同，并不会产生什么大问题。

你可以尝试在心中罗列能想到的不完美的自己的行为，然后找到并削

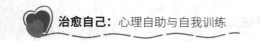

减最容易、最关键对你造成伤害的行为。消除掉的这些不完美的行为，其实相当于消除了这些不良行为对你的生活、学习或工作所造成的消极影响。如此，你会发现自己的生活、学习或工作更加有条理和顺畅，会觉得自己正在慢慢变好。

当然，在纠正和消除一些因自我的不完美而产生的自卑心理和不良行为习惯的时候，会受到各种阻碍。你需要注意的是，一次性将这些不完美行为"打包"处理掉是不现实的，要有选择性、有计划地从源头阻断它们，这需要一个过程。

规避"不完美"的常见陷阱

如果你有以下几种常见的容易引起自卑心理的"不完美"行为或心理，请及时发现并改正它们。

其一，处理事情没有清晰的目标感。

在处理繁杂事务时，有很多人容易"捡了芝麻丢了西瓜"。如果你也是这样，不妨尝试在处理具体的问题和事情前，先逻辑性地梳理一遍问题或事项，区分计划列表上的各个事项的轻重缓急。按照优先级进行排序的话，就能提高处理日常事务的效率了。

其二，固守教条。

如果每天的工作生活都按照最标准的规则来执行，重复昨天相同的轨迹，那么生活就会变得乏味和单调。

平淡生活中的空虚感会使你觉得"自己不够完美"。如果能突破固有的习惯，比如换一条新的通勤路径，走一走没走过的小路，等等，这样偶然发生的新奇体会会增强你的愉悦感和活力。

其三，面对困难容易放弃。

如果你在面对挑战的时候轻言放弃，失败的经历会显而易见地增加，更多的悲观情绪也会随之产生。不仅原先处理的事情完成不了，也折损了你将来的成就感。

如果你不能从竭尽全力解决问题的过程中正确认识自己的能力，盲目挑战高难目标连续的失败会打击你的自信心，你可能会越来越觉得自己难以胜任有挑战性的任务。

凡事不要急于求成，把总目标细化成小目标，然后再循序渐进、逐一完成小目标，并最终实现总目标。

其四，不懂变通。

有的人解决问题的方式就是坚持。不管自己现在使用的策略是否真的有效，一定要百折不回地一遍遍尝试。

事实上一旦将"固执己见"认定为一种优秀的品质，这样的过分执着会无形中增加你的时间和精力成本，直至你做事情的成本大于这件事情可以带来的回报。

做事情坚持很重要，懂得变通方法也很重要。

其五，缺乏对风险的判断。

有很多人，对自己人生路途中充满的危险认识不足，对可能遭遇的意外和厄运缺少警觉，但风险往往就是因为这样的准备不足和疏忽而降临。

任何时候都要有危机感，适当的危机感可以鞭策你不断进步。

其六，过度悲观。

如果在做事前就认定结果不会是好的，那做事成功的概率就会直线下降。而且这种悲观的情绪会传染给他人，自己也与潜在的快乐相隔绝了。

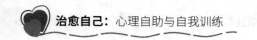

悲观的人总会纠结很多没有到来的问题，却不会为亟待解决的问题多动脑思考。

丰富自己的知识和阅历，这能让你更加睿智，看待问题也更加客观，从而以平常心解决自己所遇到的问题。

其七，行事鲁莽。

匆匆决定然后草草了事的行为注定不会得到他人深度的信任。而且那些因为你的鲁莽而给整个事情"擦屁股"的人也不会再愿意支持你了。

请仔细体会和反省，看看自己身上有没有上述这些问题。你可以取一张白纸在上面写下自己的思考，也可以简单地做个流程图。通过笔触，可以具象化地探究这些行为模式是如何对你施加影响的，并提出有针对性的改进方法。

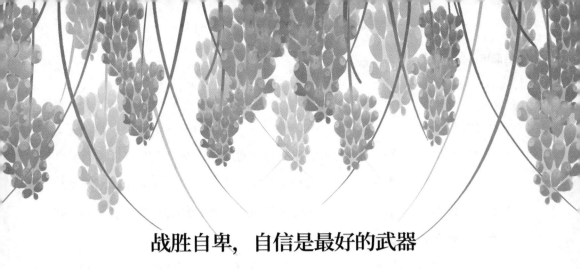

战胜自卑，自信是最好的武器

正确认识自信

曾有这样一个关于自信的故事，简是个总是低着头的小女孩，她总是认为自己不够漂亮。一天，她在去上学的路上路过一家小饰品店，结果被一只美丽的蝴蝶结发卡深深吸引并买下了它。简带上蝴蝶结发卡后，店主不停地称赞简的美貌。虽然简不相信，但她很高兴。她抬起头，急切地想让大家看看。她出去的时候不小心撞到了人，简飞快地跑走了，甚至来不及听清楚和她相撞的人似乎在和她说着什么。当简来到学校走进教室时，遇到了她的老师，简不再像平时那样唯唯诺诺和担心，她对着老师微笑，老师拍拍她的肩膀说："简，你今天真漂亮！"这一天，简受到了许多人的赞扬。她想一定是那只美丽的蝴蝶结发卡的缘故。但当简回到家照镜子时才发现，自己的头上并没有蝴蝶结发卡，这时的简才意识到可能是早上撞到人的时候，蝴蝶结发

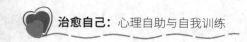

卡就已经掉了。

简的故事告诉我们，抬起头、建立自信对一个人是多么重要。

自信是一种心理特征，也是安全感的重要来源。自信源于个人对自我的肯定，当你拥有自信时，更有可能性去探索未知和新鲜的事物，会相信自己有能力来处理突发的情况。

当然，自信使你相信自己有独特的人格魅力，能更好地疏解压力和稳妥地进行情绪管理。反之，当一个人缺乏自信心时则会格外怀疑自我的能力。

这并不是说自信的人就从来不会有后悔、焦急或纠结等悲观情绪。

一个平常非常自信的人也有可能在应对压力危机时突然陷入低自信的困扰中。个体自信心的被摧毁，有的时候可能并不是由内心的消极角色引起的，反而可能是内心的积极性角色在推动。比如父母的催婚、亲人突然生病、失去期待很久的晋升机会，等等，这些突发性的改变个体当前境遇的事件，会逼迫个体从生活的舒适区中走出来，引发一系列的危机，进而会打击一个人的自信心。

在幼年时期，个体主要通过观察和与接触外界来看待自身、衡量自身的重要性。因为小孩子主观上暂时无法独立凭借自己不成熟的观念体系来审视自己，也无法面对外界的评价提出有力的质疑，故而，他人尤其是重要亲人的评价，会对个体造成深远而持久的影响。可怕的是，这就是个体成长过程中乃至成年后诸多问题的缘起。倘若个体在孩童时期一直被批评"很没有用"或者从未获得任何赞赏或鼓励，那他成年后很可能会遭受低自信的痛苦折磨。

除了外界因素，个体的遗传基因一定程度上也会影响个体的人格特质，进而影响他是否能够成为一个自信的人。

在遗传因素的影响下，一个外向型人格的人，他会积极尝试和敢于冒险。一般来讲，外向者的自信心水平会比较高，而内向型人格的人，则更多时候会在选择面前彷徨、犹豫和退缩，维持现状，这类人格的自信心水平会比较低。

通过后天的经历可以塑造一个人的人格特质和自信心水平。

如果一个人此前能在外界的帮助下正确和积极地审视自我，能建立起有效的信心系统，那么当他面临困难时，他内心的自信系统会帮助他很快从困难的打击中振作、恢复，而不会陷入对自我"没有用"的执念中。

换个角度来说，如果一个人能持续得到充足的关爱、赞赏和鼓励，那他就可能拥有比以往更强大的自信心。

从心出发

在日常生活中，你可以尝试通过改变自我认知、观念和行为来树立自信心。

无论让你缺乏自信心的原因源自孩童时期还是成年时期，通过与他人倾诉、建立自我认可等方法的积极应对都可以找到解决的方法。要知道，自信心或安全感的缺乏如果是偶然发生的话则是完全正常的，不过你需要控制和确定它发生的频率仅保持在"偶然"之内。尝试着接纳自己的缺点和优点，在必要时寻求亲密朋友的沟通帮助或者听取他人的建议。

在拥有自信、发现自己的闪光点后，你会发现，你的人生道路和前景一片光明！

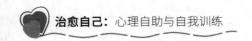

打破禁锢，建立你的自信心

◎ 认可自己

如何拥有自信呢？重要的一点就是建立自尊、认可自己。

具体来讲，自尊建构在对自我观念的肯定、对自我认知和兴趣能力的把握、对自己即将要行的事的信念之上。

有这样一个故事：雨后，小男孩在小路中央发现了一只蜗牛。他蹲下来捡起蜗牛将它轻轻地放在路边的草地上。奶奶喊他："别乱跑！"男孩高兴地说："我在救蜗牛。它在路中间爬行，多危险啊，我把它送回家了。"奶奶说，"那你做这件好事是白做的。谁知道你救了一只蜗牛？"男孩立刻说："我知道我自己救了一只蜗牛，我很高兴！"

这个故事中，小男孩就是感受到了自己行为的价值，并且遵从自己作为善良的好人的自我期望，从而做出了拯救蜗牛的行为。而这样的行为也使小男孩更加认可自己的行为并感到快乐。

◎ 衡量影响因素的重要性并积极应对

建立自信，也需要注意常见的容易摧毁你自信心的因素，当然下面这些因素对你的影响程度其实取决于它们在你心中的重要程度，以及它们出现后持续的时间，更取决于你如何看待这些事情和如何积极地去应对它们。

常见摧毁自信心的因素有如下几种：

- 做事情未达成预期，内心的失落感（或者是没有完成自己的期待，或者是没有实现他人对自己的期待）。

- 接二连三地被批评，被他人否定自己（每个人都要学会接受建设性的意见，但批评如果过重会引起负面效果）。

- 缺乏积极和正面的反馈（他人可能不讨厌你，但对你也不够热情，不能投注热情和注意力与你交流）。

- 被抛弃的感觉（如果一个人没有很好地融入集体，他就可能会觉得自己是一个奇怪的人）。

- 家庭成员的影响（任一家庭成员的疾病、失业等重要变故都会对整个家庭的多个方面产生重大影响）。

◎ 不要轻易和别人做比较

人们很容易把自己的起点和别人的终点进行比较，很多时候这样的比较并无意义，还会徒增烦恼。

例如，把一个平凡的人的前半生与一个商业大亨、知名政客的辉煌生命的后半程做比较，这样的对比并没有意义。

与家境殷实的人比所积累的财富；与旅行家比出游经历；与专业主持人比台风、形体；与艺术家比创作……每个人都是从失败和试错中获得了丰富的经验，与自己以外的任何人相比都是毫无意义的。这只会浪费你的时间。

你唯一应该做的就是和自己比较，你付出了什么努力和行动，你做出了什么决定和承诺。自信是对自己做出承诺并坚持的过程。坚持做对的事情，只要今天的你比昨天的你有进步，那么你就应该为自己感到自豪，并相信自己可以做得更好。

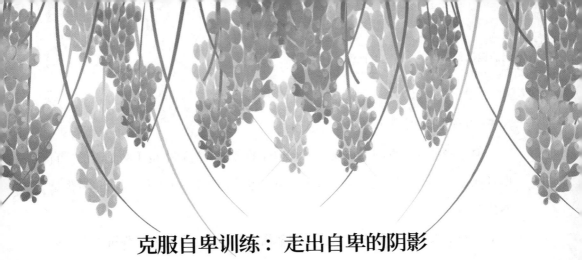

克服自卑训练：走出自卑的阴影

迈出思维误区，快乐就在你身边

可能你有时觉得自己无法引起别人的注意和兴趣，可能你觉得自己没有拥有真正的幸福和快乐，这多半是自卑在你心中作祟。

自卑者觉得自己没有能力甚至没有资格去追求快乐，更有甚者会觉得他们自己根本不配拥有更多的快乐。这是自卑者心中普遍的思维误区。

人从出生开始就拥有了追求美好幸福和快乐的权利，这是由个体的人性和基因决定的，世界上的每一个人都是如此。但在自卑者的眼中，他们无法看到自己优秀和出众的一面，总是在他人面前遮掩自己。他们一方面觉得快乐遥不可及，另一方面觉得自己很无能，只能陷于愤怒中。

所以，自卑者每天甘愿沉浸在悲伤的海洋中，也不敢迈出一步去追求自己梦想的东西。在他们的观念中，快乐和幸福可以属于任何人，但唯独不会

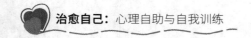

属于他自己。

但这些都不是真的，在任意一个理性的旁观者的眼中也不会是真的。自卑者就什么都不配拥有？这种想法未免太过极端和有失偏颇，对自卑者也是不公平的。

每一个人都有权利去追求快乐和幸福，自卑者也不例外。你可以勇敢追求，去拥有快乐和幸福！

爱护身体，保持身心愉悦

自卑者往往将自己排除在人群之外，但在独处时又会陷入自我折磨。一个人待着的时候，他会更容易关注自身。由于视野的封闭和认知的局限，他的内心活动就会越来越"拧巴"，思想也会变得偏激起来。

自卑者如果一直处于这种状态下而不自知，就会被悲观情绪和负面的心理所"控制"。然后，从内心深处讨厌自己，甚至不再爱惜自己的身体。比如，有的人觉得承认生病就是承认了自己非常虚弱、需要他人的帮助，所以努力遮掩不让他人发现。而有的自卑者厌恶自己的身材，导致食欲不振甚至出现厌食症。

身体康健是一个人奋斗、快乐和幸福的根本。身体如果出现问题，就会终日被痛苦包围，而且在一定程度上失去了追求快乐和幸福的资本。所以说，自卑者把精神上的苦痛转化成身体上的疾病是非常错误的做法。当一个人在病榻上被疾病折磨得辗转反侧时，愤怒、无力、焦虑等悲观情绪更加容易淹没他。

与其被这些悲观情绪剥夺我们感受和追求快乐的权利，不如我们在此时此刻就正视自己是否有放纵、颓废、萎靡等现象，并尽快地根除它们。

要战胜自卑心理，就要学会珍惜我们的身体。被呵护的身体也会为我们强健精神贡献力量。

肯定自我价值，释怀他人评价

在生活中，有非常多的人觉得，自己在集体生活或者与他人相处过程中不被欢迎和接纳、不被他人喜欢，进而产生自卑的心理。其实这些想法都是将他人认可的价值远远放在了自我认同的价值之上才会产生的。

或许，在外人看来，自卑者往往"遗世独立"，活在自己的世界中不受外界影响。但其实自卑者远离他人却又时时刻刻让自己活在他人的眼光中。但凡他人对自卑者有些许不好的行为或者态度，自卑者就会继续认定自己是个"没用且不讨人喜欢的人"，觉得"人生毫无希望"，因此十分抑郁。

每一个人都是这个世界中最珍贵和独一无二的个体。每一个人降临到这个世界上，都不是为了迎合他人的喜欢而存在的。我们存在的价值无须向他人证明。

必须充分认识到，每个人对于自己和自己的家庭而言是最宝贵的。这些都不是主观的任意的人的评价可以改变的。他人不看好你不代表你就真的比别人差。任何人的判断标准和判断角度都不是绝对正确的，面对这些评价没有必要一直放在心里。毕竟，一个人对于社会的价值不是通过他人的评价产生的，而是通过自己的奋斗而实现和真实存在的。

他人怎么评价你是他们的事情。你无法改变他人的想法，但可以更正自己的态度。

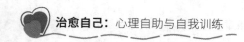

你要相信，只有建立起独立的、理性的、对自我审视的价值系统，才能实现正常的自我认知，抵御自卑的阴霾、走向自信。

将自卑留在过去，自信面对当下

自卑者身边总是萦绕着悲伤的情绪，哪怕当下可能并没有不愉快的事情发生。这是因为自卑者总是沉浸在过去疼痛的回忆之中，一遍遍地在内心排演最刺痛的那一时刻。

过去遭受失败或者被批评、被拒绝的各种经历，在自卑者脑海中仿佛是被刻入收录机一般，被反复播放。可悲的是，自卑者曾有的快乐时光却没有被刻录下来，反而悲观情绪被全盘复制。就在这悲观情绪一遍又一遍地播放中，自卑者被悲观包围，脑海中消极的思想也逐渐变得根深蒂固。

如果自卑者想要单单凭借自己的力量就挣脱出来是很难的。毕竟从一开始，这个收录机就没有刻录进去快乐，就没有存留过希望。所以，自卑者要想摆脱收录机的影响，要尝试着将过去的经历"格式化"，淡化或者删除不愉快的经历。

要知道，并不是所有的问题都有答案。与其被这些问题折磨，空洞地去寻找一个没有实质意义的答案，不如学着放下。

倾诉，寻求他人支持

很多人都曾有过这样的经历：如果一个好朋友相信自己、告诉自己他的各种失败经历，自己通常会尽力去安慰他，了解他的心情状况，会告诉他失败不是他的能力不好，并且积极地通过看待事物的正面方法去引导他、一起分析失败的理由和考虑解决办法。在安慰和说服下，朋友也许会冷静下来，并逐渐明确接下来如何面对这个问题。但是，如果同样的事情发生在自己身上，很多人第一时间不是宽慰自己，而是责备自己，拒绝与人沟通。

当你遭受自卑心理困扰时，找人倾诉会是比较有效的解决方法。倾诉的过程也是排解内心的情绪垃圾的过程。向朋友倾诉，其实也是寻求他人的支持，在身边减少"打倒自己"的声音，增加"支持自己"的声音。

发现自身的闪光点，温暖自己、照亮他人

人生的旅途是一趟在单行道上不断前行的列车，过去的时光永远不可能再回来。在匆匆流逝的有限时光里我们可以选择笼罩在自卑的阴影里，拒绝和他人交往，也可以选择给自我积极的心理暗示，怀着乐观的心态去看待自己和周围的世界，努力发掘自己的闪光点、温暖自己、照亮他人。

你可能会觉得从来没有发现自己有什么闪光点，但其实我们每个人都有自己的独到之处。你或许听过这么一个故事：一个农民用两只水桶从小溪里取水。其中一只水桶有裂缝。每次农民把水桶带回家时，裂缝的水桶里就只剩下半桶水了，所以这只水桶感到非常惭愧和自卑。一天，裂缝的水桶对农夫说："我一次只能灌半桶水，我很惭愧。"农夫惊讶地说："你看到每次回家的路上盛开的花了吗？这些花只长在你那一边，正是因为你的水桶裂缝中漏出的水，这些花才能盛开。因为你，这条路上才有了这么美丽的

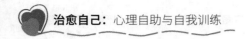

风景！"

看，每个人身上都有闪亮点，只是可能有的人的亮点很早就被人发现，而有的人的亮点自己一直浑然不觉。所以，我们不妨换个角度看待自己，积极地与他人交流，在发掘自己闪光点的同时也从自卑心理中解脱出来，走出生活的隔离区！

在 20 世纪 60 年代，格丁根大学有一名学生被老师认为太过呆板，不适合学习文学，但改学油画后，这名学生依然难以进步。后来，学校专门召开教务会议探讨他的问题，发现他呆板或者说一丝不苟的作风很适合自然科学的研究，同时他也认为自己适合这方面的学习。果然，凭借"严谨认真"的闪光点，这名学生实验计算相当精确，获得了教授的赏识并取得成就。他就是曾经的格丁根大学研究院的院长——获得 1910 年诺贝尔化学奖的奥托·瓦拉赫。

发现自己的闪光点不仅可以让你更了解生活的真谛，也能为你生活添色添彩、使你走上幸福的人生道路、彻底摆脱自卑的枷锁！

 心理自检

一个人的自卑表现在方方面面：职场自卑、家庭自卑、人际关系自卑、恋爱自卑，等等。自卑的不同方面也在不同程度上影响着我们。下面有 5 道问题，你回答否定的次数越多代表你内心自卑程度可能就越高。

- 你对当前的学业/职业有一种深深的使命感和责任感，而不仅仅只是为了成绩/报酬吗？

- 你对于童年时期的成长环境，无论是愉快的经历还是不愉快的经历，都能够充分理解并接纳吗？

- 你对于当前的生活环境，能够做到充分地理解，而不是一味地抱怨和发牢骚吗？

- 你对于自己的生活目的有着一个清醒的认识，而不是以他人的看法而左右？

- 你对自己感兴趣的事情非常认可并接纳，不会因为被他人嘲笑而感到自卑？

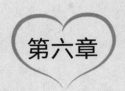

第六章

战胜恐惧，
迈出勇敢的第一步

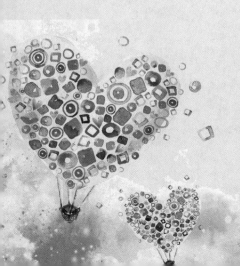

恐惧是人们与生俱来的一种本能的表现，适度的恐惧可以有效地帮助你规避未知的风险。但如果过度，便会对你的日常生活和工作产生不利影响，比如社交恐惧会在一定程度上阻碍你正常的人际交流和事业的长远发展，婚恋恐惧会让你无法展开正常的两性交往，等等。

　　你要坦然接受自己的恐惧心理，并配合积极的心理暗示和科学、系统的练习方法，从而有效缓解恐惧心理，迈出勇敢的第一步。

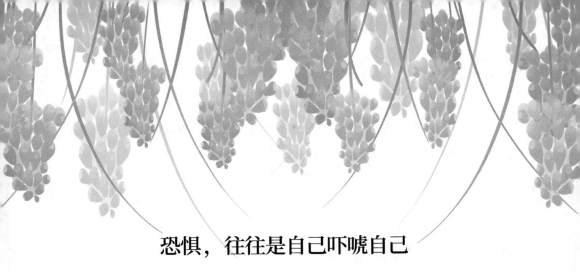

恐惧，往往是自己吓唬自己

 了解恐惧的来源

心理学家通过研究表明，恐惧是人类与生俱来的，来自本能的、发自内心深处的一种情感体验，是身心对以往恐怖经验的一种自然反应。

国外一所大学曾做过这样一个实验，分别让20名成年人和20名幼儿从8张花的照片和1张蛇的照片中选出蛇的照片，然后从8张蛇的照片和1张花的照片中选出花的照片，最后对比两次找照片所用的时间。经过对比发现，两组实验对象找出蛇的照片仅仅是找出花的照片的一半。结果表明，无论年龄大小，人们对蛇的恐惧是天生的。

在日常生活中，每个人都有自己害怕的事情，比如怕雷电、怕生病、怕死亡、怕失恋、怕自然灾害，等等，这些都是比较常见的容易让人产生恐惧的事物或情景。但是，适当的恐惧也有助于帮助你避免潜在的危险。

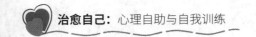

如果对特定的事物或情景表现出异于常人的恐惧和害怕情绪，并伴随一系列严重的生理反应，你便可以将其视为恐惧症的表现。

学会辨别恐惧和恐惧症

恐惧和恐惧症有着一定的相似之处，比如当事人在面对某个特定事物或情景时都会表现出害怕、紧张等情绪，但两者也有着本质的区别，即恐惧的对象及程度不同。恐惧是指面对真正的或潜在的危险（对象）时大部分人都会产生的害怕情绪，而恐惧症是指面对对自身并不会真正产生威胁的对象时所表现出来的强烈的、不必要的害怕、紧张、焦虑等情绪，这些情绪会给自身的日常生活带来一定的影响。较为常见的恐惧对象有动物、密室、高空、社交活动，等等。

比如你在大森林里走着，突然跑来一只黑熊，绝大部分人的第一反应就是害怕，甚至会晕厥，这是一种正常的生理和心理反应，是人类在经历了重重磨难之后所进化而来的遗传基因。正是由于这种先天的恐惧基因，你可以避免很多潜在的危险给自身带来的伤害，因此对于这种情况下所产生的恐惧心理你应坦然接受并心存感激。

但是，如果你只是在电视中看到黑熊的画面就变得极度害怕，那就表明你可能在一定程度上患上了恐惧症。这种情况下你也不必过于紧张和担心，你要做的就是找到让自己产生强烈恐惧心理的事物或情景，通过积极的自我暗示等方法进行自我心理调节，使自己的恐惧症得到有效的缓解和改善。

心理自检

　　恐惧症会让你产生强烈的害怕、紧张等情绪。那么，除了这些，恐惧症还会有哪些表现呢？

- 明知没有必要，就是无法自我控制恐惧情绪。

- 过度担心和惊慌。

- 性格改变。

- 逃避心理，拒绝接触外界事物。

- 常常伴随烦躁不安、焦虑、呼吸急促、头昏、恶心、呕吐，甚至休克等生理症状。

其实很多恐惧都是源于自己的想象

　　在日常生活中，人们会遇到的真正值得恐惧的事物或情景其实很少，大部分情况下，人们的恐惧都是自己想象出来的。人们通过想象将自己害怕的事物不断进行加工和放大，最后让自己产生强烈的恐惧心理。

　　以社交为例，现实生活中，有相当一部分人，他们对社交都存在着一定程度的恐惧心理，他们害怕与不熟悉的人打交道，担心自己的言行会给对方留下不好的印象，等等，但其实他们所担心的事情并不是必然发生的，他们的恐惧心理则源自自身的压力。

　　一个有趣的现象是，人们通常会认为，主动避开让自己害怕的事物就能帮助自己摆脱恐惧，但事实上，人们的恐惧心理并没有真正减少，反而是增加了。比如，你在遇到一个迎面向你走来的同事时，为避免与其交谈，你会选择主动避开，但想到以后可能还会见面，内心会更加害怕，由此形成一个恶性循环。

因此，你要不断自我激励，坦然地面对令你害怕的事物。只有勇敢地迈出第一步，才能逐渐克服内心的恐惧，摆脱恐惧心理的支配，做自己的主人。

从心出发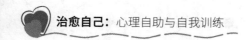

每个人都具有恐惧心理，适当的恐惧可以有效地规避风险、释放压力，这是人体的一种自我保护。但过度的恐惧则可能会形成恐惧症，从而给你的身心健康带来不利的影响。

请接纳自己的恐惧，学会放松，比如做几个深呼吸，鼓励自己，相信自己可以做得更好；对于比较严重的恐惧，比如害怕猫、狗等，可以寻求专业的心理医生的帮助，使自己摆脱过度恐惧所带来的困扰。

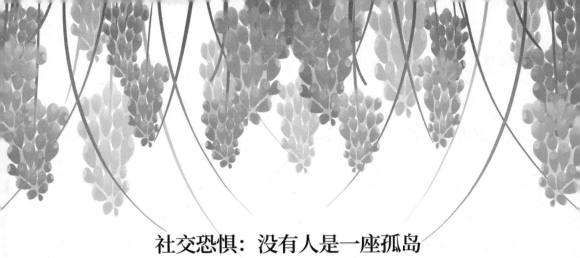

社交恐惧：没有人是一座孤岛

每个人都离不开社交

人具有社会属性，需要生活在社会大家庭中，一个孤立的个体，很难在社会中生存。整个社会就像一张纵横交错的大网，把每个人通过各种方式连接在一起。

因此，你想要在社会中生活得融洽，就不可避免地会与形形色色的人打交道。

在学习中，你需要和同学、老师打交道；在工作中，你需要和同事、领导打交道；在生活中，你需要和朋友、亲戚，甚至是陌生人打交道。

与他人进行积极、健康的社交行为，有助于增进感情、加深彼此的了解、为自己争取更多宝贵的发展机会，等等。因此，要想让自己的生活和工作更加顺利地进行，你就需要和他人进行有效的沟通、交流和合作。

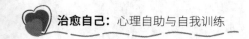

正确认识社交恐惧

在日常生活和工作中，很多人都会遇到这样的情况：一听到要见客户、同事或上司，就会产生莫名的恐惧和逃避心理；在和别人交谈时会面红耳赤、词不达意，大脑一片空白；在见到不熟悉的人尤其异性时，会显得极度不自然，不知从何开口。这些都是常见的社交恐惧心理的表现。你也可以把这种心理称为社交恐惧症。

李先生为人诚恳善良，对待工作认真负责，但就是害怕与同事、上司尤其是初次见面的人打交道，不喜欢去人多热闹的场合，比如餐馆、商场、景区，等等。

平时遇到接待客户等社交场合，李先生都会委婉推辞。在公司会议上，每次上级领导询问大家的意见和看法时，李先生都是沉默不语，在心中暗自祈祷领导别叫自己发言，有时即使有想法也因为害怕说错话而不敢发言。刚开始上级领导还会试图叫他发表自己的看法，但李先生一听到自己的名字，便心跳加速，大脑一片空白，说话支支吾吾，几次之后领导便不再询问。

每每听到公司决定聚餐的消息时，李先生都会表现得非常焦虑，对聚餐产生强烈的抵触和逃避心理，甚至会提前好几天都夜不能寐，这种紧张和不安会一直伴随着李先生，直到他找到一个合适的拒绝理由后才会如释重负。

因此，尽管在工作岗位上兢兢业业工作了 5 年，李先生仍然没有得到升职机会。李先生虽然也认识到了自己存在的问题，但也无力改变现状，甚至陷入了深深的自我怀疑。

由此可以看出，社交恐惧心理不仅会严重影响到人们的日常生活，成为职业发展道路上的绊脚石，还会诱发紧张、焦虑、自我怀疑等不良情绪。

要正确认识社交恐惧心理产生的不利影响，深度剖析让自己害怕的原因，进行积极的自我疏导，逐渐摆脱社交恐惧心理给你带来的困扰。

 心理自检

　　生活中，有很多人都存在着一定程度的社交恐惧心理，接下来就一起来看看你或你身边的朋友有没有以下社交恐惧心理表现。

- 害怕在重要人物面前讲话。
- 害怕参加聚会等社交活动。
- 回避和不认识的人进行交谈。
- 回避任何以自己为中心的事情。
- 在人多的时候说话会紧张、脸红，面部肌肉僵直、不自然，身体的某些部位不由自主地发抖、心跳加快、手心冒汗等。

　　社交恐惧心理很正常，它并不可怕，你要正视它并相信自己能找到合适的方法克服它；学会自我放松，可以借助呼吸法、想象法等方法，让自己紧张的情绪慢慢平静下来；学会有效的沟通和交流方式，使自己在面对他人时不会因讲话逻辑不清晰而感到紧张；还可以尝试通过旅行来开拓视野，让自己多看看外面的世界。

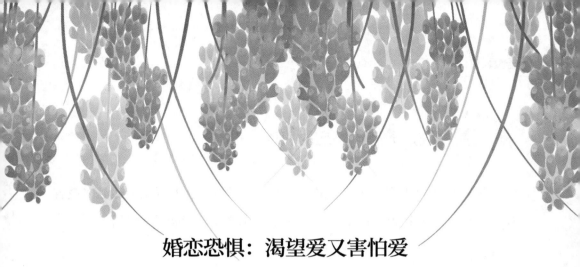

婚恋恐惧：渴望爱又害怕爱

每个人都渴望得到爱

　　爱是认同、喜欢的高度升华，是人类所拥有的一种高贵而真挚的情感，我们的生活因为爱而变得更加幸福、美好。

　　爱无处不在，亲人之爱、恋人之爱、朋友之爱，共同组成了一个充满爱的世界。爱可以滋润人的心田，给人以强大的精神慰藉，陪伴彼此度过人生的春秋和冬夏。

　　每个人都渴望得到来自他人的爱，包括来自恋人或者伴侣的爱，这是人们所具有的一种普遍的精神需求。

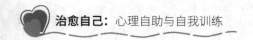

 一起探究造成恐惧婚恋的原因

尽管婚姻和恋爱被证明有诸多好处，但恐惧婚恋的现象依然越来越普遍。那么，是什么原因让现代青年人变得越来越不想谈恋爱和结婚了呢？

◎ **"被爱所伤"**

有一部分人恐惧婚恋的原因是受到了以前不好的婚恋体验的影响，即人们常说的"被爱所伤"。

如果一个人曾经经历过一次比较失败的恋爱或婚姻，这很有可能会给他带来很大的痛苦和打击，让他对自己丧失信心，对他人失去信任，对与异性交往这件事变得异常谨慎，害怕下一段感情或婚姻会重蹈覆辙，让自己受到更大的伤害，于是便将自己包裹得严严实实，不愿敞开心扉，也不希望别人轻易踏入自己的世界。

晓晓今年34岁，是一家外企的项目经理，相貌端正，事业有成，性格开朗，人际关系也处理得恰到好处。但是每次家人暗示她找男朋友，她都避而不谈。曾经她也是一个渴望爱情的小女孩，当她怀着对爱情的美好憧憬投入到一段感情中时，却被对方深深地伤害，她永远无法忘记对方给自己带来的痛苦，从此便不再信任爱情，把自己的心彻底封闭起来。之后有几位异性朋友向她表白，她都因为担心重蹈覆辙而拒绝。

◎ **害怕丧失绝对自主**

害怕丧失绝对自主也会让人对恋爱和结婚避而不谈。

每一个人在社会中生存和生活，都会不可避免地与各种各样的人打交道，但每个人既是社会中的一员，同时也是一个独立的个体，有着自身的一套完整的思想体系和行为模式。很多人，尤其是习惯单身的人都害怕失去对自己的绝对控制权。选择和一个人进入一段恋爱或者婚姻关系，不可避免地意味着会需要在某些时候做出个人的妥协和让步，牺牲自己的一部分利益。

好的感情，考虑更多的是"我们"的利益，而不再是"我"的利益。但很显然，两个人的利益总不会是永远一致的。一旦结婚，未来所有重大的人生选择，可能都不得不考虑对方的感受和利益。而这种束缚、不自由、牺牲感，对一些人来说会带来很多不适，而为避免这种不适，这些人会选择拒绝恋爱和结婚。

◎ 结婚成本提高

生活节奏加快、工作压力加大，结婚成本提高等也是很多人恐惧婚恋的重要原因。

面临日益激烈的社会竞争，人们感受到了来自生活和工作各个方面的压力，熬夜加班成为大部分人的日常工作状态，仅工作就已经占据了一天的绝大部分的时间和精力。

很多人认为，下班后拖着疲惫的身体回到家中，只想一个人舒舒服服地窝在床上刷剧、看电影，或者约上两三个好友吃顿饭，或者去健身房跑跑步，释放一下压力。谈恋爱这种劳神又费力的事情，不如敬而远之。

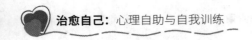

◎ 责任

结婚需要有一定的物质基础，面对上涨的房价，很多人望而兴叹。

对于很多人来说，结婚需要把自己工作数年的积蓄，再加上父母半辈子的积蓄搭进去，有的还要每月还房贷，压力一下子就增加了很多，而且结婚后会不可避免地会有生小孩的计划，伴随着成为父母这一身份的巨大变化，会面临着更多更重的责任，很多人不想或者还没有做好准备过早背负责任和重担，于是成为"恐婚族"。

 要形成正确的婚恋观

婚恋观是指我们对待婚姻和恋爱所持有的观念和态度。

形成正确的婚恋观有助于帮助我们克服婚恋恐惧心理，让我们更加从容、坦然地面对婚恋中所出现的问题，感受爱情带给我们的幸福与满足。

要想树立正确的婚恋观，可以从以下这几个方面着手：

- 正确处理爱情与事业的关系。
- 正确认识爱情与婚姻的关系。
- 懂得婚姻是一种责任和奉献。
- 在婚恋关系中，应尊重、信任、包容对方。

◎ 正确处理爱情与事业的关系

尽管在工作中需要处理很多问题，面临很大的压力，还是要留有一部分时间给爱情。工作和爱情并不是非要二选一，要把它们放在各自的位置上，妥善处理爱情与事业的关系。

比如在每周抽出固定的时间和另一半一同度过一段美好的时光，暂时忘却工作的烦恼，全身心地投入到甜甜的恋爱中，这也是一种能有效舒缓压力、放松自己的方式。

约会的时间不一定要很长，可能就是一起吃饭的 2 个小时，大家坐下来聊聊最近身边的所见所闻，互相交流一下彼此对一些事物的看法，等等。

甜蜜的爱情会激励你更加努力地工作，从而在面对困难时能够迎难而上，取得工作上的进展和突破。

◎ 正确认识爱情与婚姻的关系

提到婚姻，很多人都会想到一句话："婚姻是爱情的坟墓。"这句话让很多女孩担心在婚后生活的琐事中爱情逐渐被磨灭，这也是不少女孩恐婚的原因。

其实，爱情和婚姻是不冲突的，婚姻是爱情的归宿，是相爱的两个人携手共度余生的最好见证。

◎ 婚姻是一种责任和奉献

每个人在婚姻生活中都不是一帆风顺的，难免会出现这样那样的问题。

只有双方把婚姻看成是庄严、神圣的，并且认真履行彼此在婚姻中的责任和义务，才能做到在遇到问题和困难时一起面对，并努力寻求解决的方法。

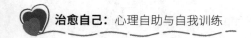

◎ 互相理解、信任和包容

另外，在婚恋关系中，互相理解、信任和包容是使一段感情长久的秘籍。

在婚姻中，要学会包容和接纳对方身上的缺点和小毛病，在遇到矛盾时要心平气和地进行沟通和交流，互相理解和信任。

彼此珍惜，携手共进，只有这样才能奔向幸福的彼岸。

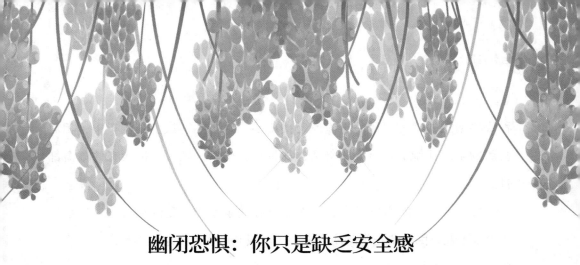

幽闭恐惧：你只是缺乏安全感

一起来了解幽闭恐惧心理

幽闭恐惧心理是指当处于电梯、车厢、地下室等较为封闭的空间时所产生的一种恐慌、害怕的心理，严重的幽闭恐惧心理可能会导致幽闭恐惧症。

幽闭恐惧症是指对封闭空间所产生的一种较为常见的恐惧症，是指一种对封闭空间产生恐惧心理的心理疾病。

张女士是一名公司文职人员，她住的地方离公司开车只需要半小时，但张女士有时还是会迟到，因为她不喜欢乘坐汽车，一般都是骑电动车，到公司后还要爬上八层的楼梯，每次都是气喘吁吁地跑到公司。很多同事对此很不解，明明有电梯，为什么一定要爬楼梯呢？面对这种疑问，张女士总是说自己想锻炼身体。

其实，张女士存在着一定程度的幽闭恐惧症，每次尝试坐电梯都有一

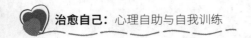

种快要窒息的感觉，最后干脆就爬楼梯了。她也不喜欢坐在汽车中，相对密闭的空间让她觉得极度不舒适，如果非要坐车，她便会把所有的车窗都打开。

可以看出，幽闭恐惧症会对人的身心健康带来一定的危害，为日常生活带来不便，因此要正视幽闭恐惧心理。找到产生幽闭恐惧的原因，对症下药，并积极进行自我疏导和调节，才能克服幽闭恐惧心理。

心理自检

幽闭恐惧心理一般是指处于封闭环境中所产生的一系列焦虑、恐惧的心理。接下来就让我们一起来看看幽闭恐惧心理有哪些具体的表现吧。

一旦身处于电梯、车厢等封闭情境之中，几乎无法避免地会出现强烈的焦虑反应，诸如心悸、冒汗、发抖、浑身麻木、寒颤、潮红等，严重的幽闭恐惧心理还会造成窒息感、呼吸急促、恶心、眩晕、腹部不适等症状，有些人甚至会晕倒。

 ## 认识幽闭恐惧心理产生的原因

产生幽闭恐惧心理的原因有很多，过程也很复杂，一般是多种因素综合作用的结果。

通常，幽闭恐惧心理的产生主要有以下几方面的原因。

◎ 幼时创伤

有一部分人产生幽闭恐惧心理可能是因为自己儿童时期留下的心理阴影。

有些人在小时候玩捉迷藏时不小心把自己锁在衣柜里，或者因为自己调皮被父母关在小黑屋里，这些可怕的回忆和恐惧的感觉会在自己处于相似的空间中时被再一次激发，从而形成幽闭恐惧心理，严重的话会演变为幽闭恐惧症。

◎ 遗传及性格因素

有些人天生紧张而显神经质，他们最易产生恐惧感，这类人的性格会表现得偏于高度内向、固执、敏感多疑，常有胆小、害羞及依赖性强等行为表现。

◎ 社会心理因素

有些人接受的教育过分严厉或教条化，或者长期处于过分粗暴或压抑的环境之中，都会使人的心理成长单一化或是正常的心理发育受到扭曲，从而难以对客观事物做出正确的判断。

◎ 缺乏安全感

缺乏安全感也是让人产生幽闭恐惧心理的一个重要原因。有些人自身

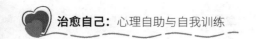

对周围环境的信任度很低，他们的安全感是源于他人并建构在他人身上。

当缺乏安全感的人处在幽闭的空间中又无他者时，他就没有了给予安全感的参照人，显得孤独，失去了与安全的连接，和以往开心的经验联系起来，就会产生焦虑和恐惧。

子烨是一名数学系的研究生，在他的同学和朋友眼中，他一直是一个性格开朗、亲切友好的人，而且不管做什么，在他身边总有一两个朋友相伴，大家都觉得他是一个人缘很好的人。

但是，子烨有一个小秘密，就是每次乘坐电梯时都会叫着朋友一起，如果电梯内没有人，他会一直等，或者直接走楼梯。

其实，当年父母关系的不和谐给他的心理造成了一定的影响。子烨生活在离异家庭，他的父母在他小时候便经常吵架，终于在他考上大学那年离婚了。一年后，他随母亲改嫁，他的父亲对他除了尽赡养义务外，很少关心他。

由于缺乏来自家庭和亲人的温暖，子烨非常渴望能从朋友那里得到补偿，他害怕自己独处，更加害怕被朋友抛弃。

因此，无论子烨做什么事情他都会和朋友一起，尤其是处于相对比较封闭的空间中时，他会觉得孤立无援，显得有些局促和不安，心跳也会加快。

从心出发

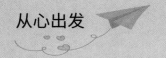

　　面对幽闭恐惧症，不必惊慌，可以尝试让自己在他人的帮助下慢慢去克服。

　　比如刚开始与自己信任的人一起乘坐电梯等，慢慢适应密闭的空间，然后换成在密闭空间中与熟悉的朋友视频、电话，或者让朋友在离自己不远的地方等待，最后慢慢尝试让自己处于密闭的空间内。

　　经过不断地练习和积极的心理暗示，大多数幽闭恐惧的心理都会得到明显的改善。

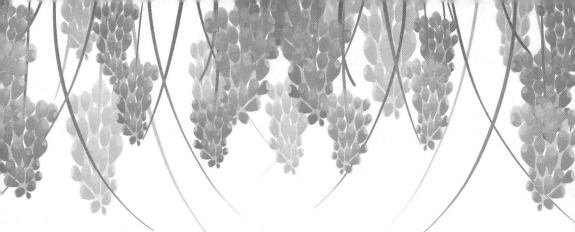

战胜恐惧训练：面对恐惧你可以这样做

进行有针对性的心理训练

如果你受到恐惧心理的困扰，你可以找到让自己产生恐惧的原因，然后把让自己紧张、恐惧的各种场面在脑海中重温，或者用笔和纸描绘出让自己害怕的情境或事物，有针对性地寻找各种应对方法，久而久之，恐惧心理就会逐渐淡化。

比如，对于社交恐惧症，你可以采用呼吸法，做几个缓慢的深呼吸，让自己紧张的心情得以平静下来，然后采用想象法，想象对方和自己有着同样紧张的心理，或者把对方看成自己多年未见的一位老朋友，克服自己的恐惧心理，让自己放松下来。

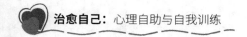

系统脱敏疗法

系统脱敏疗法是一种治疗恐惧心理的较为普遍的方法。

该方法通过心理的放松状态来对抗焦虑和害怕的情绪，从而达到消除恐惧的目的。系统脱敏疗法主要分为三个步骤：

第一，建立恐惧的等级层次。

找出所有让自己感到恐惧的事件，并将这些事件按等级程度由小到大的顺序排列。

第二，进行放松训练。

从脚到头，依次放松身体各部分的肌肉，一般需要6～10次练习，每次历时半小时，每天1～2次，以达到全身肌肉能够迅速进入松弛状态为合格。

第三，进行系统脱敏练习。

选择一处安静、舒适的环境，比如坐在一张舒适的座椅上，听着轻柔、舒缓的音乐，让自己的身体进入放松状态。

想象着自己遇到了某个等级的恐惧事件或情景，在自己因为想象中的恐怖事件而紧张时，停止想象，并迫使自己处于放松状态，反复重复以上练习，直到自己再次想象时不会感到恐惧。

有意识地面对现实生活中触发恐惧心理的事件或情景，从最低等级逐渐上升到最高等级，直到恐惧的事件或场景不再引起自己强烈的情绪反应。

积极的心理暗示

在面对让自己感到恐惧的事物或情境时，要不断进行积极的心理暗示，告诉自己：我不害怕！不断自我激励。

树立信心，在心里建立一套稳固的价值体系，可以逐渐淡化内心的恐惧。

在面对幽闭恐惧时，要不断进行自我心理疏导，告诉自己：自己和别人没有差别，别人能做到的自己也可以做到；狭小的空间一点都不可怕，反而比空旷的地方更容易掌控；等等。大部分恐惧只是源于自己的想象，越在意越害怕，不把它当回事儿，恐惧就自然会淡化。

在面对婚恋恐惧时，要保持积极、良好的心态，可以在心里暗示自己：恋爱和结婚是大部分人都会经历的一个比较重要的人生阶段，谈恋爱可以让自己知道什么样的人更适合自己，也可以让自己在步入婚姻之后更加从容地应对与另一半的关系。

因此，不必担心失败，放平心态，顺其自然就好。婚姻会带给自己别样的幸福与满足，让自己体验到小家庭的温馨，也会让自己更加具有责任感。

同时，也要知道，两个人走到一起，本就是一个不断磨合的过程，需要双方互相理解和包容，不应抱有过多不切实际的幻想，也不要对对方有过高的要求和期待，反之，要接纳对方的平凡与不完美，以一颗平和的心态去面对恋爱和婚姻。

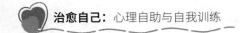

从心出发

恐惧是一种很普遍的心理，每个人在日常生活中都会面临各种让自己产生恐惧心理的事物。

只要坦然接纳自己的恐惧心理，并借助科学的方法积极进行自我治疗，便会克服恐惧，战胜恐惧，拥抱并热爱生活！

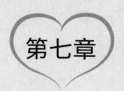

第七章

直面挫折，
在苦难中成长

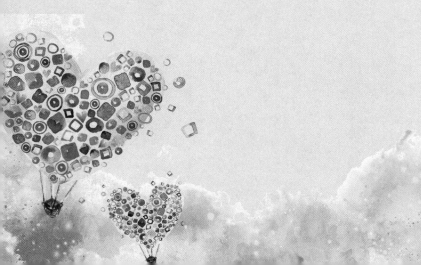

挫折是每个人必然会经历的一个岔道口，每个人在生活、工作和学习中都会不可避免地遇到大大小小、各种各样的挫折与困难。

　　在挫折面前，或逃避、一蹶不振，或迎难而上、勇往直前，关键在于每个人的心态。

　　要想取得进步与成功，就必须直面挫折，迎接挑战，只有这样，才能在风雨之后见到彩虹的美丽，在苦难之中依然坚强地成长。

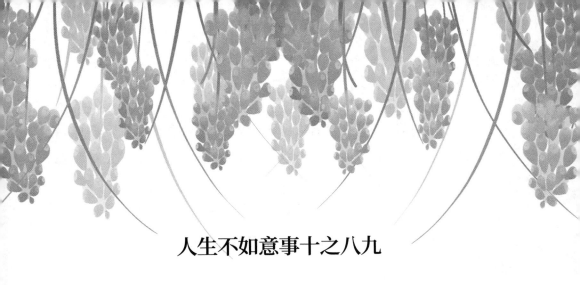

人生不如意事十之八九

人生如旅行，一半是风雨，一半是彩虹

人生就像是一场旅行，你会遇到平坦的大路、静静流淌的小溪和洒满阳光的大地；当然，你也会遇到崎岖的山路、波涛汹涌的大海和狂风骤雨。

正如一句话所言：人生不如意事十之八九。每个人的生活都不是一帆风顺的，都会或多或少地经历一些困难和挫折，比如遭遇重大变故、亲人离世、考试或工作失利、感情失败、健康出现问题、友情破裂、事业受阻、婚姻不顺，等等。

挫折让人深切体会到人生的不易与艰辛，甚至是生离死别的痛苦与不舍。

电影《活着》里面的主人公福贵在一生中经历了众多的磨难和变故，仿佛所有的事情刚开始往好的方向发展，就会被命运捉弄。

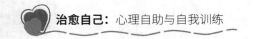

福贵家道中落，不得不靠着唱皮影戏谋生，就在他的生活逐渐步入正轨时，却被拉去充了壮丁。在几经波折后，他侥幸活了下来，并顺利回到家中，但等着他的是母亲逝去的消息和由于发烧变成了哑巴的女儿。

富贵一家面对不断而来的苦难艰难生存。富贵的儿子和女儿逐渐长大成人，但苦难没有停止。他的儿子在一次偶然的事故中不幸丧生，女儿也因为难产而失去生命。

富贵的经历浓缩了他所在的那个时代人们生活的艰辛与不易，也启发着观众，在看清了生活的真相后依然要热爱生活，即使被生活打压得遍体鳞伤，也依旧要坚强地活着。

忍受亲人离去的悲伤

每个人从来到这个世界的第一天开始，就与家人结下了永恒的亲情。这个世界上最疼爱你的人，就是家人。

家是心灵的港湾，是家庭成员前进的动力，也是家庭成员永远的避风港。

当你回顾自己的成长经历时会发现，父母辛苦工作，只为把他们可以提供的最好的一切都给你。不管是外出求学抑或是为工作奔走，只要你感到累了、倦了，一回头，便能看到父母关切的目光，到家的那一刻，仿佛之前所有的辛酸和委屈都烟消云散了，能感受到的只有满满的幸福与温馨。

可是，天有不测风云，人有旦夕祸福。挚爱的家人也可能会因为疾病、意外事故等离去，亲人的离去对任何人来讲都是一个巨大的打击，很多人都会陷入失去亲人的巨大悲痛中久久无法释怀。

李磊是一名大四学生，平时乐于助人、热爱学习，是班里的优秀学生。

他的家庭虽不富裕，但一家人相处得很融洽，他也时常会感受到来自父母的关爱。

但是，好景不长，有一天，李磊的母亲在一次出差途中不幸遇到车祸，经抢救无效逝世。在得知这个消息后，李磊一时无法接受，陷入失去亲人的痛苦中无法自拔，他连续一周把自己关在宿舍里，不出门，也不愿与人交流。

很久之后，在同学和老师的安慰下，李磊终于放下悲痛，每天和同学、朋友一起去图书馆学习，一起参加社团活动，他感受到了来自朋友和同学的关爱，也开始慢慢调整自己的心态。李磊更加努力地学习，他把失去亲人的悲伤转化为前进的动力，每次获得奖学金和学校的其他奖励，他都会第一时间和他的妈妈（照片）分享，他一直都相信，妈妈虽然不在了，但会以另一种方式永远守护在自己身边。一段时间过后，李磊又变回了原来那个爱说爱笑、乐观开朗的大男孩。

李磊的案例充分说明，在遭遇挫折或重大变故时，每个人都会有一段时间或长或短的意志消沉、情绪低落的时期，但是在悲痛之余，要尽快调整消极的心态，让自己重新振作起来。有些事情不是自己能左右的，要学会坦然接受，不能让自己一直处于悲痛的情绪中，要暂时放下沉重的行囊，怀揣对逝者无尽的思念继续向前。

面临工作中遇到的困难

很多人在工作中会面临各种各样的问题和困难，尤其是刚刚步入社会、参加工作的职场新人，身份和角色的迅速转变会让他们难以适应，他们也常

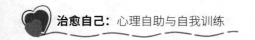

被繁重、紧张的工作任务压得喘不上气来。

　　周燕是一家化妆品公司新上岗的销售人员，由于刚刚从大学毕业，因此沟通和销售技巧有所欠缺，有时还会遭到客户的投诉，这使得她心理压力特别大，畏难情绪也逐渐增加。销售经理把周燕叫到办公室，和她说了自己刚踏入社会的经历和遇到的困难，鼓励她不要轻言放弃，要不断学习相关技能。经理的话让周燕深受触动，从那天起，她一改往日的消极状态，积极向业绩优秀的同事请教、学习，自己也抽时间阅读了大量的相关书籍，仅用半年时间就把业绩做到了全公司第二，得到了经理的肯定。

　　在挫折和困难面前，首先要有积极的心态，不能被挫折吓倒，要积极寻找战胜挫折的方法，努力学习新知识、新技能，只有这样，才能不断提升自己，取得进步与成功。

陷入失恋的痛苦

　　爱情是美好的，两个人由完全陌生到逐渐相识、相知、相爱，是一件很奇妙的事情。但不是所有的有情人都能终成眷属、幸福地生活在一起，两个人在相处过程中可能会因为性格不合、家境相差较大、异地等原因而走向分手的结局。

　　李佳是一位大四学生，她和男友是在大二的时候认识的，两人一见如故，彼此兴趣相投，很是投缘，认识了一段时间之后便决定在一起了。他们度过了两年甜蜜的时光，但是转眼间便到大四，两人要面临毕业找工作的问题。李佳顺利地进入了当地的一所中学做教师，她的男友却因为专业不对口，找了很久也没有找到合适的工作，他的父母强行让他回到家乡继承家业，而李佳的父母也不放心让她去到她男友家乡那么远的地方工作和生活。两人在艰难地维持了 2 年的异地恋之后，无奈分手。

李佳在分手后心情非常低落，每天无精打采，工作也提不起劲，晚上还会一个人偷偷地哭泣。经过了很长的一段时间，李佳才慢慢从失恋的痛苦中走出来，他们之间的感情也随着时间的流逝慢慢淡去。

对于很多人来说，失恋会让人产生非常痛苦的情绪体验。失恋后，要尽快调整心态，让自己的生活充实起来，把一切交给时间，放下过去，也是放过自己。

人生不易，且行且珍惜

既然生活中充满了各种大大小小的挫折与困难，与其生活在痛苦、自责与后悔等负面情绪中，倒不如推自己一把，让自己尽快从过去的阴霾中走出来。

过去发生的事情已经成为一种过去式，无须太过纠结，能做的只有把握当下，好好珍惜自己身边的人，不要因为一个困难就一蹶不振，而错过了依然留在身边的那些美好的风景和重要的人。

比如，家中有亲人突然逝世时，在悲痛之余要更加懂得珍惜依然健在的家人，有时间就多回家看看，给家人一个温暖的陪伴。俗话说，子欲养而亲不待，不要等到失去后才懂得珍惜，不要给自己留下更多无法弥补的遗憾。

在自己考试失利或工作不顺心时，要从中汲取经验和教训，为自己的下一次成功继续努力。如果仅仅因为一两次失败的经历便心生退意，自我怀疑

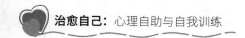

甚至是自我放弃，那么就会错失很多机会，自然会离成功越来越远。因此，无论是成功还是失败，都要珍惜每一次机会，让自己不断取得进步。

从心出发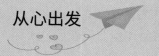

困难并不可怕，可怕的是没有面对困难的勇气和战胜困难的信心。当一个人有勇气从黑暗中抬起头来，向着光明大道走去，他心中便不会再有阴影。

不要向困境低头，要怀揣梦想，努力冲出心中的迷惘，那时你会发现，天空格外的美丽！

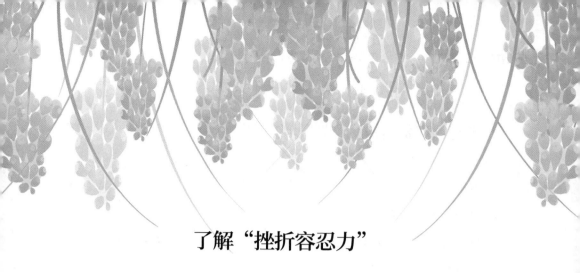

了解"挫折容忍力"

认识"挫折容忍力"

挫折容忍力，是指个体遇到挫折时免于行为失常的能力，也就是个体能承受环境的压力或经得起挫折的能力，即"自我张力"。容忍力实际上反映了人对待挫折的态度。

人生是一场修行，每个人都会遇到大大小小的挫折，能否战胜它，很大程度上取决于每个人的态度。有的人乐观开朗，在挫折面前愈挫愈勇，直到战胜挫折，取得最后的胜利，而有的人遇到挫折便会备受打击，从此一蹶不振，甚至由此导致行为错乱，失去应对能力。

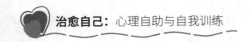

了解"挫折容忍力"的影响因素

影响挫折容忍力的因素主要有以下几个：

第一，生理因素。

身体健康、发育正常的人，对生理上的容忍力一般高于体弱多病的人。精力充沛的人往往能够胜任各种工作。

第二，过去受挫折的经验。

挫折的容忍力是可以通过学习获得的。有的人从小经历的挫折比较多，并在每次的挫折中学习和总结经验，不断成长，这部分人对挫折的容忍力较强；有的人从小生活在顺境之中，没有经历过风吹雨打，就像温室里的花朵一般，一旦遇到比较大的挫折，就很容易不堪一击，从此一蹶不振，这部分人的挫折容忍力就相对较弱。

第三，对挫折的知觉判断。

同一挫折的客观情况相同，而因人、因时、因地会出现不同的感受和判断，所以构成的压力和打击也就不同。一个人认为是严重挫折，但另一个人却觉得能够承受，这就和每个人对疼痛的容忍力不同是一样的道理。

第四，预见性高低。

一般而言，对可预见的挫折的容忍力比对不可预见的挫折的容忍力要强。人们一般会对未知的、不确定的事物产生一定的恐惧心理，相应地，对挫折的容忍力也会较低。

第五，个人素质。

个人素质，包括价值观、世界观、性格、兴趣、意志、耐心等，都与容忍力密切相关。比如，有的人性格乐观开朗，积极向上，意志力坚定，即使遇到挫折也会勇敢面对，迎难而上，而有的人心态比较消极悲观，意志力薄弱，很容易受到周围环境的影响，那么在挫折面前就容易产生逃避心理。

 ## 测一测你的"挫折容忍力"

"挫折容忍力"也可以理解为"抗挫折能力"，它是一个人在受到外部或内部困难冲击时的一种自我意识的防卫心理及行为。

如果一个人的抗挫折能力很差，那么他在遇到困难时心理就很容易被摧垮，从而自暴自弃。反之，抗挫折能力强的人，就算遇到再大的困难也能应付自如。

想知道你的抗挫折能力吗？请认真阅读并回答下面的几个问题，用"同意"或"不同意"作答，回答愈坦白，愈能测验出你的挫折容忍力。

1. 我好胜心强。

2. 我感到自己非常幸运。

3. 我的心情很容易受到影响。

4. 当我看到一个人或一个团队连续在同一件事情上失败两次后，我认为他／他们应该放弃，另谋出路。

5. 雨天很浪漫，风雨后的彩虹会让我心情愉悦。

6. 我非常反感别人不经允许擅自翻动或用我的东西。

7. 早上被石头绊倒摔了一跤，吐槽几句就好了。

8. 我相信只要不懈努力，就一定能改变现状，变得更加优秀，过上自己想要的生活。

9. 我的体质比较差，经常感冒。

10. 我的运气不怎么好，所以事事都不如人。

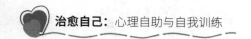

11. 失败没什么，再继续努力就好，总会成功的。

12. 我很自信。

13. 多次受挫会让我一蹶不振。

14. 遭遇否定，我会越挫越勇。

15. 几乎每次我都需要一天的时间来缓解"假期综合征"。

16. 我喜欢冒险。

17. 被公司解雇是一件很丢人的事情。

18. 交不到朋友会让我异常焦虑。

19. 长期的负债，会让我感到生活没有希望。

20. 我常常感到失落、灰心。

21. 以往的过错，我记忆犹新。

22. 我在社交中是一个"自来熟"的人。

23. 不愉快的事情的发生常常会影响我第二天的工作状态。

24. 我很敏感，不能忍受任何侮辱。

25. 找到合适的工作可不是一件简单的事情，不能心急也不能将就，需要多次不断地努力尝试才行。

26. 找不到手机会让我特别没有安全感。

27. 我是一个心态平和的人。

28. 如果无法胜任工作我会感到惶恐。

29. 我是大家的开心果，很少有烦恼。

30. 我能坦然面对失败。

31. 我总是很乐观。

32. 我是一个很谨慎的人，如果没有足够的把握我是不会冒险去做某件事情的。

33. 我是个容易记仇的人。

34. 我觉得命运对我总是不公平的。

35. 我认为做任何事情都应该量力而行，至于结果，顺其自然就好，不必过于纠结结果。

建议答案：上述问题，列入"不同意"者为：1、3、4、6、9、10、13、15、17、18、19、20、21、23、24、26、28、33、34，其余为"同意"。

与上述答案相符者计1分，不符者计0分，如果你的总分在0～10分之间，那么说明你的挫折容忍力较弱，容易被逆境所左右；如果总分在11～20之间，说明你的挫折容忍力较强，虽然在挫折面前需要较长时间才能振作起来，但最后还是能找到解决的办法；如果总分在20分以上，则说明你有很强的抗挫折能力，可以在较短的时间内重新恢复信心，热爱生活，不轻易言败。

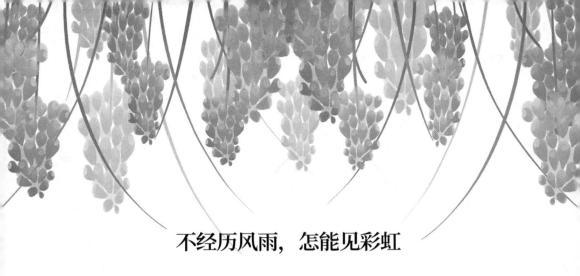

不经历风雨，怎能见彩虹

挫折是一所学校

巴尔扎克说："挫折和不幸，是天才的晋升之阶，信徒的洗礼之水，能人的无价之宝，弱者的无底之渊。"

著名音乐家贝多芬自幼跟父亲学习音乐，8 岁便登台演出，有着很高的音乐天赋。但他在 26 岁那年开始出现耳疾，晚年双耳全部失聪。对于一个音乐家来说，没有什么比失聪更致命的了，但是，贝多芬并没有自暴自弃，而是依然热爱着生活和音乐，并将苦难转化为创作的力量源泉。

在人生的最后十年里，贝多芬忍受着肉体和精神的重重折磨，以顽强的毅力创作了《第九交响曲》，展现了人类的美好愿望。

法国著名文学家、思想家及音乐评论家罗曼·罗兰在其著作《贝多芬传》中对《第九交响曲》有这样一段激动人心的精彩描述："黄昏将至，雷

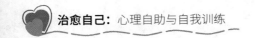

雨也随着酝酿。然后是沉重的云，饱蓄着闪电，给黑夜染成乌黑，夹带着大风雨，那是《第九交响曲》的开始——突然，当风狂雨骤之际，黑暗裂了缝，夜在天空被赶走，由于意志之力，白日的清明又还给了我们。"这段话生动形象地展现了《第九交响曲》的主题内容。

《第九交响曲》这首宏大的乐曲仿佛是一部英雄史诗，表达了贝多芬不屈服于挫折和失败，奋勇直前的人生信念，以及克服悲痛、战胜苦难的意志力量。

贝多芬对艺术和生活的热爱使他在挫折面前愈挫愈勇，奋勇向前。

每个人在日常生活中都要面对各种各样的挫折和磨难，有的人选择逃避，有的人则把挫折看成一次学习的机会，勇敢面对挫折，并从中不断积累经验和教训，为下一次的成功奠定基础。

王坤对美食有着浓厚的兴趣，他在闲暇之余总会买些食材，照着菜谱自己学习做菜，为此他还特意报了培训班，跟着师傅学习做饭的手艺。但他第一天去学习就挨了批评，师傅说他连刀都不会握，他非但没有生气，反而回去更加用心地练习起来。

虽然王坤学习要比别人慢一些，但是他从不气馁，而是从失败中吸取经验和教训，虚心向师傅请教，反复练习厨艺，直到学会、做好为止。师傅看他努力认真，潜心求学，便对他要求更加严格，并把自己的祖传手艺教授给他。他凭借吃苦耐劳的精神和精湛的手艺成了师傅的传人，也终于有了一份自己真正热爱的事业。

"只要功夫深，铁杵磨成针"，遇到困难和挫折时，与其心灰意冷，不如摆正心态，拼尽全力，在逆境中学习和成长，不断取得进步与自我的发展。

挫折往往能激发人的潜能

人生的路上总免不了磕磕绊绊，总会遇到各种挫折和困难，只不过每个人碰到的次数和程度会有所不同。

面对挫折，如果你能做到在挫折面前不焦躁不气馁，耐心磨砺自己，抓住机遇，尽全力做好能做的事情，便很有可能激发出自身的潜力，从而绝境逢生。

陈丽是一名小学教师，她因先天患有哮喘，不能做剧烈运动，身体也不是很好。医生建议她尝试慢跑，这有助于促进心肺功能的康复。于是，陈丽便参加了当地的运动俱乐部。刚开始她每次都会在跑步途中气喘吁吁，跟不上大家的步伐，但她在队友的鼓励下依然坚持了下来。经过一年的锻炼，陈丽的身体素质得到了显著提高。

挫折是每个人必经的一个岔路口，如果不去面对它、挑战它，那么就永远无法选择下一步的旅程。

只有沉得住气，在逆境中奋力拼搏，才能激发未知的潜能，才能抓住转折与机遇，更上一层楼，迈入崭新的人生阶段。

挫折可以磨砺意志

意志是人重要的个性心理品质。坚强的意志是健康人格的重要组成部分，对一个人的健康成长和事业成功起着关键作用。意志是每个人都具有的，相比较而言，有的人意志坚强，有的人意志薄弱，意志坚强的人能独立支配自己的行动，能够较好地控制自己的情绪，不会轻易受到外界的影响，

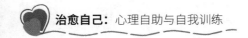
而意志薄弱的人在困难面前很容易动摇，无法果断地处理事情。

人生难免会遇到挫折，挫折在让你感到备受打击的同时，也会磨炼你的意志，让你拥有坚强的意志力，帮助你在以后的逆境中坚定信心，顽强拼搏，克服困难和弱点，进而取得优异的成绩。

白晓是一名外企职员，他在工作中经常需要和国外的客户打交道，因此说一口流利的英语成为白晓的目标。

白晓给自己制订了长期的英语学习计划，每天利用下班时间记忆英语单词，听英语材料并跟读、看相关的学习视频，练习口语发音。虽然中间他有过几次想要放弃的想法，觉得英语语法太难了，但最后还是咬紧牙关坚持了下来。

半年之后，白晓凭借流利的口语能够和国外客户无障碍交流，也得到了领导的赏识。此后，在遇到比较有难度的工作任务时，白晓也能勇敢接下来，并通过自身的不懈努力以及同事的配合，最终攻克重重难关，顺利完成工作任务。

通过克服英语学习过程中遇到的困难，白晓练就了坚强的意志力，这使他在之后的人生中能够坦然面对逆境和挑战，迎难而上，取得了不错的成就。

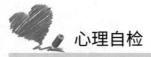

心理自检

　　抗挫能力是一个人成长的保护伞，遇到挫折并不可怕，可怕的是你不敢面对它、逃避它。你的抗挫能力如何呢？来做一个抗挫能力极简测试吧，不用考虑选项分数权重，阅读以下情景，根据第一感觉快速回答是或否即可。

- 早上闹钟没响，上班迟到了，心里很郁闷。

- 来到公司发现桌上的物品好像被人动过，非常生气。

- 上午选评优秀员工，明明很努力却没有入选，有点崩溃。

- 下班路上没有抢到回家的票，整个人都感觉不好了。

- 我这一天真是太倒霉了，我这辈子都不会有大作为了。

相信回答完之后你的心里已经有了答案。你的肯定回答越多，你的抗挫能力就越弱，反之，抗挫能力就越强。

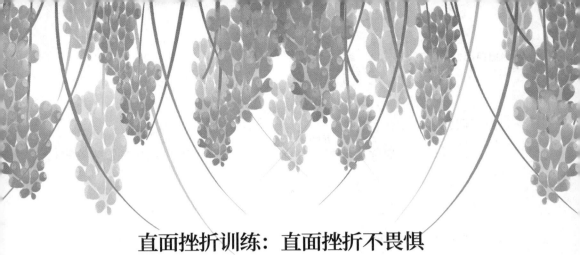

直面挫折训练：直面挫折不畏惧

直面挫折，不畏不惧

挫折就像一把双刃剑，它可以是阻碍你走向成功的绊脚石，也可以是你迈向成功的垫脚石，就看你如何看待它。因此，不要屈服于挫折，或者采取逃避的态度，而要勇敢地直面挫折。

直面挫折，能让人认真反省，勇往直前。

爱迪生一生中做了无数次实验，尝试了数百种电池，在经历了一次又一次的失败后，他依然能坦然、乐观地面对挫折和失败，微笑着说："没关系，至少我已经知道有多少种电池是不能用的。"最终，他用实际行动证明了他的努力没有白费。

乔布斯在因为决策失误被逐出自己开的苹果公司后，不断进行自我反省，试图找出自己失败的原因以及更好的经营策略。经过十年的反省，乔布

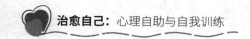

斯重新回到苹果公司，再创辉煌。

在面对挫折时要无所畏惧，直面挫折，在一次次的失败中总结经验和教训，不断进行自我反思，同时将自己的反思记录下来。

请记住，要始终以乐观的心态面对挫折，不能被挫折轻易打倒，要努力做一条逆流而上的鲤鱼，只有这样，才能鱼跃龙门，战胜挫折和失败，不断取得进步与提升。

冷静看待，从容应对

俗话说，失败乃成功之母。挫折是人生道路中必然会经历的，因此不应夸大挫折的消极影响，或者只看到挫折不好的一面，而是要以一颗平常心对待，放平心态，冷静地面对挫折与困难，分析挫折产生的原因，并找到战胜困难的方法，以一种"知难而上、迎难而上"的魄力从容应对，最终战胜挫折，成就人生。

刘宁是一家广告公司的老板，由于市场竞争激烈，他的公司因无法吸引优质资源而面临倒闭的风险。

面对巨大的挫折和压力，面对强大的竞争对手，刘宁表现得从容不迫，他没有打退堂鼓，而是把这次挫折看成公司发展过程中要经历的一次挑战和磨炼。他把自己公司和竞争对手的特点、优劣势等进行了全面、深刻的剖析，制订了详细的发展计划和改进方案，最终找到了具有自身特色的发展之路。

当身处困境时，要以从容的心态冷静看待挫折和失败，要做到镇定自如，不能一遇到困难就手足无措，丧失了理性的思考能力。反之，要冷静地面对挫折，力图客观而又较为全面地分析挫折产生的原因，也可以适当寻求外援，让同事或朋友来帮忙一同分析原因，积极寻找突破口和应对方法。

自我疏导，自我排解

在遇到挫折和困难时，往往会情绪低落，容易产生逃避心理。这时，要学会自我疏导，通过积极的心理暗示、转移注意力等方法使失落的情绪和压力得到排解，从而整装待发，用新的姿态和积极乐观的心态迎接挑战。

韩女士是一位上市公司的经理，每天都会做很多上传下达的工作，协调大量的人员。很多时候都要处理一些临时或突发情况，这对韩女士而言无疑是一种很大的挑战。有时，问题没有得到很好的解决，韩女士就要熬夜加班，分析问题出现的原因，寻找有效的解决办法。每当韩女士觉得压力倍增，心情也比较低沉的时候，她就会暂时把面前的问题放在一边，转而去公园跑跑步，或者和几个朋友聚在一起聊聊天，然后再带着愉快的心情重新投入"战斗"中。

当你因为问题无法解决而在一边焦头烂额的时候，不妨暂时放空自己，转移一下注意力，换个思维，学会自我排解和疏导。

比如，当你遇到一时难以解决的困难时，可以看看电影，和朋友一起出去逛逛，或者运动一会儿。这样，当你重新面对挫折时，就会持有更加积极乐观的心态，工作的效率也会提高很多。

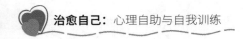
积极进取，探索创新

当前时代是一个竞争日益激烈的时代，要想跟上时代前进的步伐，就必须具有积极进取的精神和探索创新的热情。

面对挫折和失败时，要有不屈不挠的精神和坚持不懈的意志，做到挫而不折，不断前进；要突破习惯性思维，积极寻求新方法和新途径，不断探索、创新，努力战胜各种困难，取得最后的胜利。

当遇到挫折时，不要拘泥于固有的方法和模式，在尝试过常用的方法之后，应另辟蹊径，积极探寻新的道路和解决方法，从而达到"山重水复疑无路，柳暗花明又一村"的境界。

从心出发

挫折和困难是每个人都必然会经历的，我们要以一颗平常心坦然地面对挫折、接受挫折、分析挫折并最终战胜挫折。

多一分挫折，就多一分人生的感悟，人生多一次跌打，就多一条抗争的经验。

在挫折面前，只有永不放弃，才能更好地激发自身的潜力，最终战胜自我，实现人生的华丽转身。

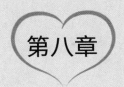

第八章

自我训练，
治愈心理创伤之旅

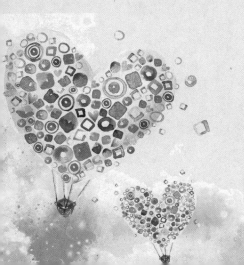

每个人都深知健康的重要性，但许多人在日常的工作和生活中却常常忽视对健康的保护。

　　事实上，大多数人都是在身体康健的时候肆意挥霍，等到失去健康的时候往往才后悔莫及。

　　人生中最悲哀的事情莫过于此，生命不能重来一次，所以请学会珍惜生命、守护健康！

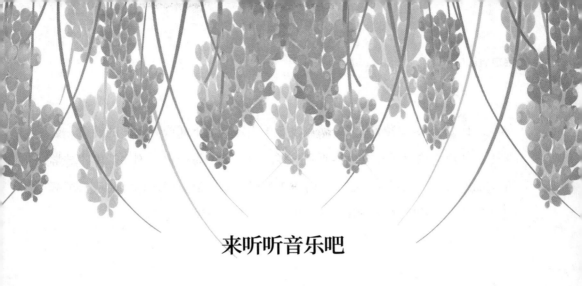

来听听音乐吧

 音乐，心灵深处的共鸣

音乐，是个体发出的有韵律、有节奏的声音。人类演唱的歌曲、鸟儿的鸣叫声、山林间的流水声在一定程度上都可以视为音乐，而装修时机器的轰鸣就是噪音。

音乐除了可以辅助语言沟通，在人类社会活动交往的很多方面也都发挥着重要作用。

格雷戈里是著名的人类学家，他曾罗列出音乐在社会中的多种用途：祭祀、营销、作战、节庆、舞蹈、游戏，等等。当然，在日常生活中，个人与音乐之间也有非常多的相关体验，比如在驾车时收听音乐电台、在周末追某个音乐综艺节目、在学校上音乐课，等等。

更重要的是，某些特定的音乐往往会激起人们特定的情感活动或者情绪

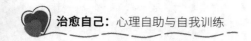

体验。比如，某些学校习惯将某一段音乐固定为上下课或者放学的铃声，当学生毕业后无论过了多久，再听到这样的声音，脑海中也立刻会产生"被学业支配的恐惧"或者回忆起上学时的美好时光。所以，即使你之前从未了解过音乐治疗的特殊之处，但你已经在既往的生活中体验过了。

音乐的神奇治愈功效

心理治疗与音乐的密切联系由来已久。

从史料记载中可以知道，原始先民可能已经将音乐用作医学治疗的重要组成部分。也就是说，作为治疗形式的音乐，在古代社会就已经存在。

在当今社会中，音乐治疗也被当作科学心理治疗领域的一部分，被不同科学流派以不同的方式进行解读和应用。

人先天就具有对音乐的感知能力。从人类诞生之初，这种能力就帮助人们更好地使用声音与外界进行交流活动。

当尚处于襁褓中的婴孩想要传递出自己饿了、想睡觉或者很开心的感觉时，他发出声音的音色、强度、节奏和旋律是不同的。而这些截然不同的声音规律随着孩子慢慢长大、在接受语言学习的过程中也会化为人类所使用语言的一部分。

如果你仔细感受的话，会发现父母在与婴孩沟通的时候也会使用与婴孩相似的发声技巧。为了更好地与婴孩沟通，父母会更加夸张地去调整自己的音色、强度、节奏和旋律。

听音乐作为一种心理治疗方式，相较其他，具有一定的优越性。因为音乐元素在日常生活的环境中普遍存在，而且在科技的助力下不会受到空间和时间的限制。

人们可以通过音乐治疗发展自我的潜在能力或者催化人体的愈合功能，达成社会关系的修复和维持自我心态的稳定有序，在预防、治疗、康复中得到更加美好的生活状态。

当然，你可以利用音乐自身就固有的治愈能力，也可以把音乐当作自我互动和表达的一种方式。

 ## 常见音乐心理疗法

下面来介绍几种行之有效的音乐心理疗法。

◎ 音乐浴疗法

音乐浴疗法实际上是在尝试着创造出一个较为独立的环境，使人的身体能够像泡在浴缸中一样"泡"在声音的振动中。

在英国和斯堪的纳维亚半岛上，通过音乐振动获得预期的生理和治疗反应已经历史悠久。

专业的心理医师会利用专业设备——一种与调制好的信号装置相连接的内置扬声器的椅子或者床，让声音通过空气传递到来访者舒展的身体上。据称，受便秘、失眠、焦虑等困扰的人对这一治疗反应较好。

当然，如果你暂时找不到这种专业的设备，也可以自己尝试着寻找或者开辟出充满和谐音乐的环境，将自己"泡"入其中。比如，有些人喜欢在僻静的野外露营，听一听傍晚山林间的风声、时不时的动物鸣叫声，就是这个道理。

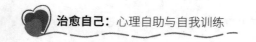

◎ 音乐引导想象疗法

海伦·伯尼曾供职于美国马里兰州精神病学研究中心，作为音乐治疗师的她认为引导想象疗法是心理学领域中的深度心理疗法。

研究发现，当处于放松情绪的人们尝试去欣赏一段优美的古典音乐时，内心的丰富心理感受会被激发，同时会有一些特定的象征意象在内心出现。这一过程的关键是，你需要在聆听音乐的过程中放松身体，沉浸在音乐当中，用心去观察、感受并通过言语表达出对音乐的感受、认知等。比如前文说过的"放学铃声"，如果它给你带来正向的情绪体验，你就可以以此为契机，尽情回忆那段时间所发生的愉快的事情。

◎ 即兴哼唱疗法

布鲁西亚是美国的心理治疗学者和研究专家，他曾罗列出即兴哼唱疗法的多样化模式并强调其作用。

具体实践中，你可以随时随地将脑海中有深刻印象的歌曲或者即时创作的旋律哼唱出来。

比如，你要在家里度过一个愉快的周末，就可以一边哼唱令人高兴的歌曲，一边做家务或干别的事情。或者你也可以不用哼唱听过的歌曲，就随意地想到什么哼什么即可。

在享受音乐、自我自愈的过程中，你完全不需要担心旋律是否专业或者准确，只须应和自己开心的情绪即可。

心理自检

　　有研究表明，根据一个人喜欢的音乐风格可以推测出他的性格和心理。参考以下音乐风格与括号内所标注的内容，来检验下你的性格和心理特征吧。

- 喜欢流行音乐（外向、率真、希望获得他人的认可）。

- 喜欢说唱与嘻哈（自尊、追求自由、洒脱、叛逆）。

- 喜欢乡村音乐（容易伤感、感情专一）。

- 喜欢爵士（外向、睿智、无拘无束、有创造性）。

- 喜欢古典音乐（内向、忧郁、对人宽容、有才华）。

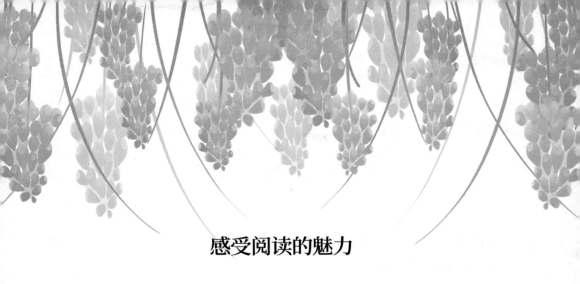

感受阅读的魅力

 爱上阅读，感受文字的魅力

如果一个人在自我生存和自我发展的过程中没有进行对自我的探索和认知，未发现人生目标和价值，那就会处于社会集体意识压制下的无意识状态，只能被动和迷茫地度过每天的生活和消耗着生命的时间。

阅读治疗方法正是通过文本内容的能量，去帮助你实现自我了解、认知和成长的一项活动。

 阅读是如何治愈心灵的

当今社会，绝大多数人都拥有自主阅读和领悟文本的能力，但还需要知

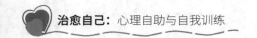

道如何通过阅读来治愈自己的心灵。

◎ **丰富认知，心态更积极**

认知是人类最基本的心理活动过程，它指的是人类获取信息、应用信息和加工这些信息的过程。

阅读体验，其实就是人类建立认知的一个过程。而阅读疗法，旨在通过读者对文本作者的思想观点"取其精华"，来改变自我和对外界事物的认知。

当然，很多人都知道认知和行为是密不可分的。著名的 ABC 理论就提出认知、情绪和行为三位一体，每一个因素的改变都会影响其他两者。当读者通过阅读改变了自己的认知，那么情绪也会变得相对平缓，同时发展出积极的行为方式。

◎ **丰富情感，升华人格**

情感是人类最重要的心理反应过程。它指的是人类面对自我、他人或是外界刺激时产生的特殊心理应对活动。

人在社会活动交往中要成为完整的人，丰富的情感体验是必不可少的。否则人就会被异化成机器。

你可以通过阅读文学艺术作品来感受作品中蕴含的丰富情感宝藏，在陶冶情操的过程中构建出自我完整的精神世界。

在阅读的过程中，你能将情感上的体验和共鸣转化为认知上更深层次的领悟和人格魅力的升华。

◎ 强化意志，受到启发

人类在认识世界和改造世界的过程中具有主观能动性，而一个人的意志关系着主观能动性的强与弱。毕竟，在有目的、有计划地改造世界过程中，人们一定会遇到各种各样的障碍，而清除掉这些障碍，就需要一定的意志力。

在阅读疗法中，阅读文学艺术作品需要一定的意志力的，同时也会培养和锻炼人的意志力。例如，通过对文学作品中人物的言行、事迹和精神的把握，可以树立积极的信念和激发意志力。

 精神食粮，如此享用更称心

◎ 交互式阅读

交互式阅读方法不同于很多人在上学时期的识字阅读和阅读停留在对文本的理解层面，而是更多地强调读者阅读书目后的体会和感悟，并通过多人交流的方式围绕书目进行对话。

利用互联网和新兴的手机 APP 进行阅读也不错。你可以较为容易地在线上找到合适的交互式读书团体。不过，在进入团体时要注意自我的意愿是否足够强烈，能否适应和配合读书团体的目标和需求，在配合阅读的同时能否充分打开自己的心灵。明确了这些，你才能利用交互式阅读方法将阅读的侧重点放在自我感悟上，打破既往的阅读模式。

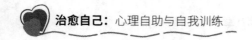

◎ 精读

精读是对字词句的精准阅读，不仅要认识和理解字面义，更要参透文字背后的文化和启发意义。

当前，越来越多的人开始认识到阅读的重要性，对此无论线上线下，都有很多阅读的平台不时推荐美文、好书并附有讲解、感悟，非常不错。

你可以借由知名网站、平台发布的推荐书单，每周读几章。根据书目中的具体内容，引导自我去审视自己的内心、当前的行为习惯和内心情感，甚至自己的人生理想，进而获得针对性的改善。

你也可以搜集一些关于内心成长的书目，便于你进行泛读和了解，以此作为精读书目的补充环节。

在选书之前，也可以进行一些心理学的简单测试，使你更清楚自己需要怎样的书籍。比如"房树人测验"，这是通过绘画方式进行心理测验的一种方式。与语言不同，绘画不再有言语沟通的局限，特别是不需要你进行自我反思和对话，而是通过潜在的、主动的方式帮助你了解自己内心深处的情感、动机和行为倾向，进而帮你找到适合自己的心灵美文和好书。

以书会友，悦纳自己、悦纳他人

以书会友的目的不是阅读本身，而是通过阅读进行心灵疗愈。

接纳、包容、舒服、安全的氛围感营造是非常重要的。可以在讨论过程中确立这样几个规则："不批评、不评论、不泄露。"这样每个人在参与活动的时候都可以按照实际去表达自己的真实感受，而不用压抑着自我的内心。

　　在日常生活中，进行社交活动的场所非常多，比如咖啡厅、餐厅、会议室，等等。但很少有像读书会这样，能一边提升自己的知识积累，一边结交有共同精神志趣的朋友。如果你们都喜欢科幻类书籍，那可能说明你们的内心都对"星辰大海"充满向往，都富有探索精神；如果你们都喜欢奇幻志怪类书籍，那可能说明你们都富有浪漫主义和探险精神；如果你们都偏爱个人成长等工具类书籍，那可能说明你们都比较务实，属于现实主义者。

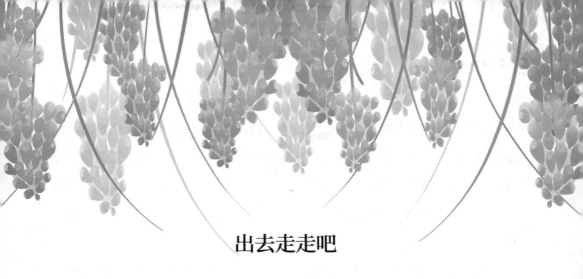

出去走走吧

积极运动，健身健心两相宜

"出去走走吧"，不知你多久没有听到这句话或者向别人发出这样的邀约了。现代社会中，人们的生活节奏快、生活压力大，普遍缺乏体育运动锻炼。

但事实上，体育运动作为人类社会中所特有的活动，是人类漫长历史的发展产物，是人们主动通过调节和锻炼自身身体机能以提升身体素质的重要方式。

在体育运动中，有规律、有技巧的训练可以帮助身体物质能量转化和新陈代谢。哪怕只是散步，也能在一定程度上发挥积极的作用。

"流水不腐，户枢不蠹。动也，形气亦然，形不动则精不流，精不流则气郁。"这是记载在《吕氏春秋》中的深刻道理。而在《庄子·刻意》中也曾有这样的记载："吹呴呼吸，吐故纳新，熊经鸟申，为寿而已矣。"这些都

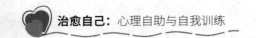

表明，很久以前人们就已经开始进行体育活动并且充分认识到了体育活动的重要性，他们通过对动物行为的模仿来调节和锻炼自身以达到舒筋活络、舒展精神、延年益寿和强健体魄的目的。这些模仿动物动作的经验被华佗总结和设计出了著名的保健运动指南"五禽戏"，即对猿、鸟、熊、鹿、虎的模仿。

毛泽东同志也曾在《体育之研究》中重点论述过体育与身心健康之间的密切联系。他曾表示"勤体育则强筋骨，又足以增知识、又足以调感情、又足以强意志"，还指出在体育运动锻炼中要有"有恒、蛮拙、注全力"。

当然，现代社会中的每一个人都不同程度地对这些道理有自己的认识和深知体育运动锻炼的重要性。但由于社会历史的新变化、新发展、新趋势，当前机器生产效率提高，需要人们协作化紧密生产的环节减少，社会流动性增强，使人际关系的亲密程度弱化。在这些社会特点的驱使下，体育活动的空间和传统作为人际交往重要方式的功能被削弱，更多的人开始认识到这一点。

一个国家的现代社会文明程度越高，国家就越强调人民健康的重要性，大众的体育运动锻炼意识就越强。

"身体是1，财富、地位、学历等都是1后面的0，没有了1有再多的0都没有任何意义。"体育运动锻炼是社会发展中的必要趋势和要求，符合现代社会人们对自身生存和发展的新需求、对美好生活向往的新要求。

健身有益，运动有方

在认识到体育活动重要性的基础上，为了更有效地实现通过体育活动进行自我心理疗愈的目标，还需要注意以下几点原则。

◎ 积极发挥主观能动性

每个人都应该充分认识和考量体育运动锻炼对心理健康的重要性，并且要对近期自己的心理健康状态有个基本的评估。

只有主动、积极、有兴趣地从事自己热爱或者喜欢的体育活动，才能在这一过程中保持自我的身心愉悦。

◎ 全神贯注

在体育运动锻炼中，你要尽可能地全身心投入其中，将自己思想中的杂念慢慢排除干净，这样才可以专心地享受当下，提升精神的愉悦程度。

◎ 持之以恒

顽强的意志力是你在进行体育运动锻炼中能坚持下去的重要保障。在每天坚持不断的体育运动锻炼中，要通过意志力克服来自自我懒惰心理和外界的干扰等，在坚持不懈的体育活动中无形地调节自己的心理。

如果你能自觉地将体育活动转化为生命中必不可少的一部分，每天坚持，那么就能在一定程度上达到先前所讲的"流水不腐"的境界。

◎ 不可操之过急

身体的锻炼和心理健康的恢复都需要一定的时间积累。"养性之道，常欲小劳，但莫大疲及强所不能堪耳。"这是《千金要方》所提出的一个理念，

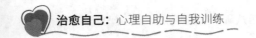

时至今日仍然具有指导意义。

在进行体育运动锻炼时，要提前考虑到自己的年龄和身体条件、近期的心理状态，合理评估体育项目的难易程度和体育活动场地的条件等，包括体育运动的时间、运动强度、运动量等，都要遵循循序渐进的原则。

总之，一定要量力而行，在自身客观的能力和条件范围内进行体育锻炼。

散步解压，小跑怡情

在刚开始参与体育运动时，你可以选择散步或者慢跑这两种简单和普遍的锻炼方式。

当你走向户外，你就已经迈出了胜利的第一步。尤其是清晨空气中的负离子程度高，你如果在公园或者林荫小道中漫步，可以充分感受到血液和肌肉的轻松畅快。

散步时，你可以以每小时 3 公里的速度前进，时间不超过 2 小时，可以采用匀速走、变速走或者二者相结合的方式。

如果是慢跑，正常情况下每天慢跑 20～30 分钟就可以了，正常速度保持在每分钟 100 米左右。

当然，你也可以结合自己的身心情况来选择散步、小跑的环境、时间与运动量。

还等什么？赶快收拾心情，感受运动带给你的别样轻松的运动感受吧！

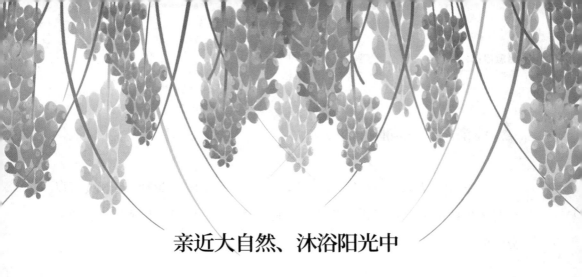

亲近大自然、沐浴阳光中

 大自然是治愈人心的最佳良药

人类是大自然的产物，诸多生命现象都与大自然息息相关，包括血液循环、自然呼吸和新陈代谢等都受生存环境的影响。哪怕是每天的天气条件变化，都有可能影响你的心理或者情绪状态。

在光照充足、温度适宜、湿度合适的条件下，你往往会感到轻松和舒服，但如果生活在不适应的环境条件下，你的心里会感觉到郁闷或烦闷等。当然，在亲近大自然的同时，你也可以沐浴在阳光之中。

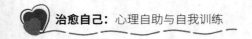

沐浴阳光，向阳而生

长辈们常规劝你要多晒太阳，这其中也有一定的科学道理。太阳光可以使身体中的维生素 D 活化，并且加快血液循环、钙质吸收和杀死体表的部分细菌等。

◎ 沐浴阳光，减少患抑郁症风险

雷尔瑞吉博士曾指出，阳光可以帮助人类的大脑释放出类似于"快乐激素"一样的血清素。很多人在晴天不会感觉像在阴雨天中那样的烦闷、烦躁甚至失眠，或许就是跟日照时间有关。

据芬兰《医学杂志》报道，高纬度地区的居民患上抑郁症的风险比低纬度的居民要大很多，在芬兰就有高达 20% 的抑郁症患者。研究数据显示，接受充足的日照，人类身体中的甲状腺素、肾上腺素或者性腺素的分泌量会有所上升，而这些物质都能改善抑郁、低落的心理状态。

所以，快打开自己的心房，让心灵也感受来自太阳的温暖吧！

◎ 沐浴阳光，降低血压、益寿延年

丹麦曾从 20 世纪 80 年代开始，就对超过 400 万的丹麦人进行关于阳光和寿命之间关系的研究。

博尔赫·诺斯格教授等科研人员和医生发现，多晒太阳确实可以延长寿命。与此同时，在瑞典，不晒太阳的女性比多晒太阳的女性死亡率要高出一倍。

这些研究都能证明晒太阳确实对身体健康有益。皮肤暴露在阳光下，能够使一氧化氮很好地被血液吸收，帮助降低人体的血压值。

此外还有研究表明，在夏季和靠近赤道的地区高血压更不容易发生。因此，老年人群更要注意平时多晒太阳。

◎ 沐浴阳光，远离疾病

亚利桑那州和夏威夷是美国光照最为充足的地区，而在这里居住的老年女性要比光照较少的俄勒冈州和阿拉斯加州老年女性患上风湿性关节炎的风险低 20% 以上（《风湿病年鉴》）。

此外，沐浴阳光也可以降低乳腺癌、卵巢癌等癌症的患病风险。

美国的圣地亚哥医学院也发现，在高纬度地区或者晴天较少的地区工作和生活的人，不太容易通过晒太阳的方式补充足够的维生素 D，这些国家或者地区的胰腺癌发病率相对较高。

适当地沐浴阳光会帮助体内的维生素 D 活化，减少体内炎症的发生，对维护心脑血管的健康也非常有利。

《英国医学杂志》就刊载过一篇文章证实了这一结论。多发性硬化症作为一种慢性的中枢神经系统病症，患者会产生残疾、肌肉无力和视觉障碍等症状。而维生素 D 恰好能减少或缓和多发性硬化症的患病情况，并且能够降低相关的脑部损伤发生的概率。

关爱健康，对疾病防微杜渐，防止遭受疾病困扰，就要从晒太阳这些"小事"做起。

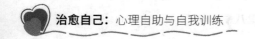

◎ 沐浴阳光要适度

当然，尽管沐浴阳光会给身体带来诸多好处，但一旦气温条件变得极端，也会对身心产生负面影响。比如，在高温的生活或者工作环境中，人体不太能通过热传导来使体温下降，这样就会引发人体的生理系统紊乱和影响到身体原本的热平衡功能，进而变得情绪不稳定，容易焦躁、冲动。

研究显示，攻击行为产生较多的地方和天气的炎热程度是正相关的关系。而低温也会对人的心理健康产生影响，"冬季抑郁症"就是指患者在冬季来临时显示出的沉闷、缺乏精气神的现象。当气温降低时，"冬季抑郁症"患者的精神系统兴奋性下降，精神状态发生变化，意志力消沉，注意力分散，而且工作效率降低。不仅是温度，气压、湿度和温度的极端化都会对人体产生负面影响。

晒太阳可以让你远离疾病，也会让你心情舒畅。

当然，要特别提醒你的是，凡事都要适度，晒太阳也是如此。长时间的暴晒会让你晒伤，但为防止皮肤衰老拒绝晒太阳会让你体质下降。

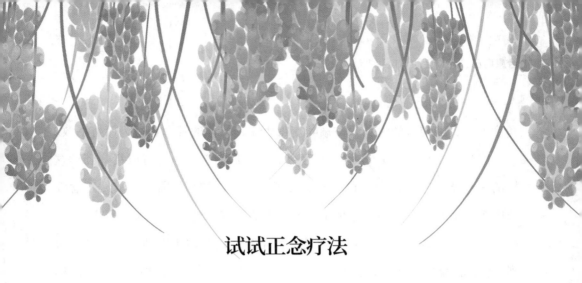

试试正念疗法

什么是正念疗法

20 世纪 70 年代末，马萨诸塞大学的医疗部就曾把正念疗法引入他们的放松和压力削弱项目中。此后，很多研究都开始把正念疗法纳入研究范畴，并且证明了正念疗法对解决诸多心理健康问题的有效性。

乔恩·卡巴金就曾介绍过一种正念训练，这种方法十分简单也很有趣，就是全身心投入地去吃一粒葡萄干，细细品味它的味道。这一过程会让人慢下来，对那些难以和他人相处、难以和自己的负面情绪相处的人非常有益。

正念疗法的实践过程就如同在你黑暗混沌的脑海中尝试着去点一盏微弱但顽强的灯火。

需要注意的是，正念的理想境界并不是刻意立马进入，你需要时间逐步去尝试建立正念的观念和实践。它能够开启你心灵中新的可能性，从生理

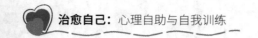

角度上讲，能使你的大脑中前额叶变得更厚，使你的观念和行为保持一致。

当然，正念本身并不是为了达到某一种目的，只是它可以帮你到达这样的一种境界。所以说，正念的底层逻辑就是接纳，你需要在实践正念疗法中去接纳现在的一切，包括正身处其中的困难和过去、未来的困惑等。

换个角度说，实际上正念就是一种觉察，是个体主动地、有目的地对当下状态的觉察。正念疗法的联系需要你以特定方式来专注地觉察自我的感觉、想法和情绪，不需要评判和控制。每个人都拥有这种觉察的能力，只不过平时不会主动和自觉地运用，而应用这些能力的过程就是更加开放、包容地审视自我的过程。

当然，为了完成这一过程，你需要在实践中进行自我调节，慢慢把注意力引向你的内心，还有就是保持对自我探索的好奇，不让思绪跑到其他地方。

这样做，温暖你、治愈你

如果你想要进行正念疗法的正式训练，就需要给自己安排好独立不受打扰的时间和空间，用以专门静坐和觉察自我的内心。

◎ 让自己安静下来

在安排好的时间中选择舒适的位置进行静坐，在地板上放一个小垫子或者坐在椅子上都可以。每天坚持 15 分钟左右，保持合适和舒服的坐姿，但也不要太放松。

如果你暂时没有这样的条件或者没有空闲的时间，你也可以采取其他更为灵活的方式。简单来说，就是在艺术展览上全身心地投入观察某一个艺术作品，或者关上手机、心无旁骛地在餐桌前享受食物等。甚至也可以在与他人的对话中采用正念疗法，此时你依然需要全身心地投入对话的过程，如果出现思想抛锚的情况就要及时调整。或者是在洗澡的时候注意感受水流与身体接触部位的感觉，感受温度、声音，等等。

◎ 回顾与自省

正念疗法结束后，也可以进行简单的思维过程回顾。在一张纸上写下你刚才内心注意到的，自己对身体、情绪或者食物的看法，并留意它们是如何出现的。

记住，尽量不要带着评论的观点。如果你写下的观点是评论性的，那么最好用一个事实性的观点或者偏好性的叙述来代替。

从心出发

如果你总是觉得某一个问题是非常严重、必须解决的，那么首先你需要客观审视一下它是否真的那么重要。如果不是，那你实际上需要做的就是停止自己的这种想法。

当你在一段时间内总是会被一些问题困扰、感到不安时，可以尝试做一些新鲜的事情，或者干什么都可以。

当你尝试凡事向前看，去做一些新的、积极的事情或付出新的行动时，你的心灵也会洒满阳光。

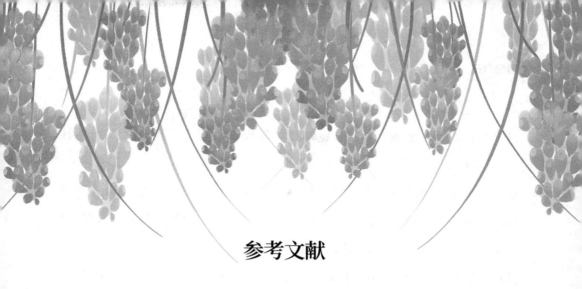

参考文献

[1] 洪琳 . 做自己的心理调解师 [M]. 北京：中国纺织出版社，2019.

[2] 〔法〕克里斯托夫・安德烈，时代华语出品 . 内在疗愈：人这一生，终究要与自己和解 [M]. 北京：北京联合出版社，2020.

[3] 〔奥〕阿尔弗雷德・阿德勒（Alfred Adler）著；杨惠译 . 自卑与超越 [M]. 北京：世界图书出版公司，2019.

[4] 魏星 . 心理暗示：快速实现心理自愈 [M]. 北京：中国纺织出版社，2018.

[5] 唐孝华 . 心理自愈法 [M]. 北京：中国纺织出版社，2018.

[6] 刘佰龙 . 卡耐基人生正能量 [M]. 北京：中国纺织出版社，2013.

[7] 伯恩 . 心理医生为什么没有告诉我 [M]. 重庆：重庆大学出版社，2010.

[8] 王超 . 心理调节术 [M]. 北京：中国华侨出版社，2013.

[9] 欧平富 . 心理急救：日常心理问题应对策略 [M]. 北京：中国纺织出版社，2018.

[10] 于志英，李迪.大学生心理健康教程 [M].南京：南京大学出版社，2017.

[11] 张艳峰.大学生心理健康教育 [M].大连：大连理工大学出版社，2017.

[12] 韩迎春.高等师范院校公共课教材：中学生心理健康与道德教育 [M].北京：教育科学出版社，2016.

[13] 陈实，王慧红.做个能知心会宽心会交心的女人 [M].北京：中国纺织出版社，2017.

[14] 郑和生.每天学点心理学 [M].北京：民主与建设出版社，2017.

[15] 李进成.教师怎样说理才有效 [M].北京：中国轻工业出版社，2019.

[16] 冯建新.心理学基础 [M].西安：陕西师范大学出版社，2012.

[17] 孟奕爽.激发内在心灵力量——精神型领导 [M].长沙：湖南大学出版社，2014.

[18] 罗金.自我治愈心理学：别让你的自尊无药可医 [M].北京：中国财富出版社，2017.

[19] 彩云心理.心理自愈：缓解日常心理问题的策略和方法 [M].北京：中国纺织出版社，2017.

[20] 〔美〕蒙娜·丽莎·舒尔茨，〔美〕路易斯·海著；曾早垒，李静，张琦译.治愈你的心灵 [M].北京：人民邮电出版社，2018.

[21] 〔美〕苏珊·杜薇（Suzette Dewey）著；舒扬，舒宁译.杜薇忠言：积极健康的 HMSB 软心理 [M].上海：学林出版社，2002.

[22] 〔澳〕伯恩斯主编；高隽译.积极心理治疗案例：幸福、治愈与提升 [M].北京：中国轻工业出版社，2012.

[23] 〔德〕柯拉·贝塞尔·西格蒙特（Cora Besser Siegmund）著；杜许滨，杜美译.永远乐观 [M].北京：新世界出版社，2001.

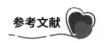

[24] 朱丹.爱你365天——积极心理学理念指导下的家庭教育 [M].长沙：湖南教育出版社，2017.

[25] 〔德〕N·佩塞施基安著；白锡堃译.积极心理治疗：一种新方法的理论和实践 [M].北京：社会科学文献出版社，1998.

[26] 墨非.别让自卑毁了你 [M].北京：台海出版社，2016.

[27] 〔美〕爱丽丝·博伊斯著；李昀烨译.真正的接纳，就是爱上不完美的自己 [M].北京：中国友谊出版公司，2019.

[28] 〔英〕希伯德，〔英〕乌斯马著；武岳译.驱散自卑的阴影 [M].北京：知识产权出版社，2015.

[29] 一墨.迈过心理那些坎儿 [M].北京：电子工业出版社，2015.

[30] 舒娅.心理学入门：简单有趣的99个心理学常识 [M].北京：中国纺织出版社，2017.

[31] 亦然.随心所欲：更新自己，治愈疲惫 [M].北京：中国商业出版社，2015.

[32] 代莹莹.让你受益一生的治愈系幸福书 [M].北京：民主与建设出版社，2013.

[33] 张然.治愈心理学：瞬间快乐的灵魂方剂 [M].北京：中国商业出版社，2012.

[34] 张廷琛.梦中醒来的悲哀——论马克·吐温晚年悲观情绪产生的原因 [J].国外文学，1987（3）：102-111.

[35] 林曦.心理聊天室.大江晚报 [N]，2012-10-23.